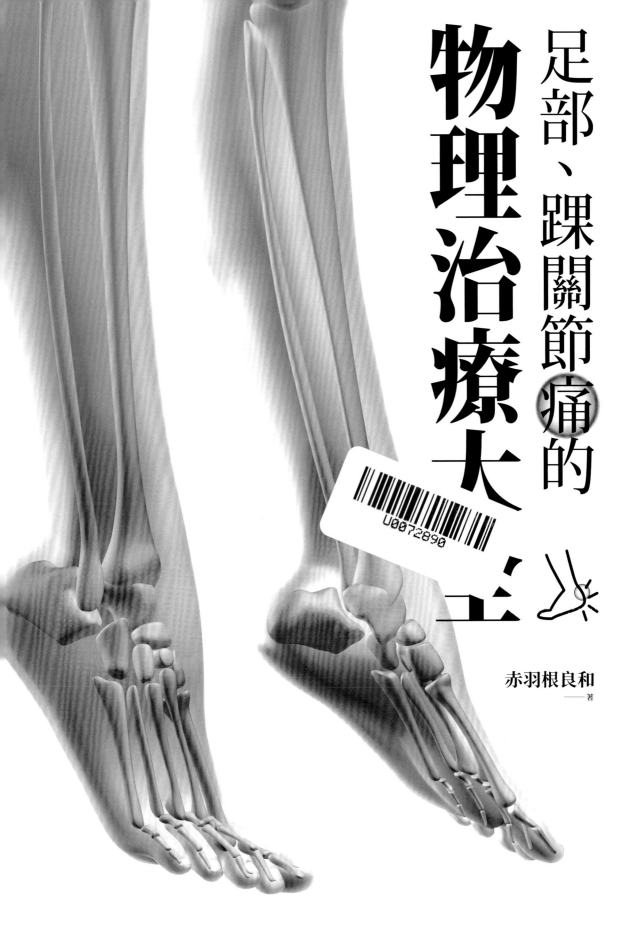

足部、踝關節痛的

物理治療大全

赤羽根良和
——著

序

　　當我以足部關節‧足部疾病為題進行演說時，經常有初學者提出以下問題。「走路時如何讓雙腳可以順暢向前移動？」「該如何改善踝關節的不穩定？」等等。針對這些問題，我通常會先反問他們「踝關節‧足部的活動範圍受限情況完全恢復正常了嗎？」我得到的答案多半是「活動範圍仍有受限情況」。然而，若要澈底改善上述問題，首要條件必須是已經恢復適當的活動範圍。只要有適當的活動範圍，便能順暢地向前移動且提高穩定性與支撐性。

　　另一方面，我也經常收到類似「該怎麼做才能改善運動動作？」這樣的問題。運動動作比日常生活中的一般動作來得困難且複雜許多，若沒有事先修正基本行走與站起身的動作，可能難以進一步改善運動動作。以運動傷害的扭傷為例，即便在貼紮修復期間，也可能發生再次斷裂或疼痛殘留的現象。仔細觀察這一類的病例，會發現可能還遺留第三腓骨肌肌腱‧跟骰背側韌帶‧跟骰韌帶、跗骨竇等部位的壓痛現象、橫跗關節旋後攣縮，距小腿關節蹠屈攣縮等多種功能問題。倘若問我「扭傷後什麼時候可以再次運動？」我的回答會是「配合這些功能障礙的消除，然後再階段性地回歸運動場上。」然而目前我所見到的狀況多半是功能尚未完全恢復，礙於賽季的到來，只能硬著頭皮重新回到運動場上。功能尚未完全恢復的狀態下回歸，只會導致運動表現無法充分發揮，或者發生組織再次斷裂、演變成慢性疼痛等情況。

　　初學者面對踝關節‧足部疾病的復健治療，最感困擾的就是患者在踝關節‧足部活動範圍依然受到限制的狀態下就急著想要進入下一個階段的治療。但其實只要逐漸恢復踝關節‧足部活動範圍，自然有助於進行強化足部內在肌群、提升運動表現，以及製作矯正足墊片等進階治療。千萬不要心急，先專注於改善每一塊肌肉‧韌帶‧關節囊的伸展性與滑動性。這本書的誕生就是為了讓初學者更能夠幫助眼前的患者恢復足部各項功能。

　　除此之外，對治療師來說，觸診技術也相當重要。運動器官機能解剖學研究所的林典雄醫師是我的恩師，他經常以治療師為對象，多次舉辦觸診講座。初學者確實需要提升自己的觸診技術，因此筆者建議大家若有機會，多多參與這些相關講座。而筆者我個人所屬的整形外科復健學會的多位理事醫師，也都是足以代表日本的專家，他們於全國各地舉辦研習會，我相信多參與這些研習會，肯定對提升觸診技術有所幫助。

　　而關於膝關節和髖關節症狀，提升觀察含動力鍊在內的能力也極為重要。我的朋友園部俊晴醫師也經常舉辦以動力鍊和力學為中心的運動療法講座。園部醫師不僅

具有優秀的動力鍊診療能力，還擁有使用矯正足墊片解決患者問題的高超技術，真的堪稱代表日本的足部專家。

　　關於踝關節‧足部的復健報告不勝枚舉，相關的出版書籍也非常多。足部關節‧足部有許多各式各樣的關節，關節運動也極其複雜。因此關節周圍有相當大量的肌肉與韌帶，需要牢記的專業術語數量更是非比尋常，導致不少初學者都深受踝關節‧足部所苦。為了這些深陷苦惱中的年輕治療師，本書嘗試以更容易理解的方式來呈現複雜的足部關節‧足部復健內容，也盡可能避免使用過於艱深的專業用語。

　　然而專攻運動器官的物理治療師，若要確實治癒他們的病患，絕對需要相關的機能解剖知識，基於這些知識進行評估鑑別，再根據問診等所獲得的資訊施以適當的運動治療。當初撰寫這本書，就是期望這本書能成為一本對治療師有所助益的聖經。

　　最後，感謝策劃這本書並將此重責大任交付於我的羊土社編輯部鈴木美奈子小姐、耐心陪伴我的橫內和葉女士、整形外科復健學會的各位理事醫師、彙整病例並協助拍攝的醫療法人佐藤整形外科的小瀨勝也醫師等多名工作人員對我的諸多協助，藉著這個機會，再次獻上我最真摯的感謝之意。

2020年2月

佐藤整形外科

赤羽根良和

第3章 　疼痛與活動範圍受限的評估與治療

第4章 　病例討論

第 1 章
解剖與臨床實踐間的關係

1 基本骨架構造

1 前言

　　我們一般俗稱的腳包含足部關節和整個足部，是接觸地面的人體器官。行走時，足部關節將來自小腿承載的負荷傳送至足部，再由足部控制重心的移動軌跡。順暢的行走動作需要兼具足部的**剛體**（固定性・支撐性）與**柔軟**（活動性・緩衝作用）2種截然不同的性質。失去任何一種性質，都可能引起足部功能障礙，進而造成行走能力下降，甚至誘發下肢或軀幹的機能障礙。

　　足部關節由許多各式各樣的骨骼構成。脛骨・腓骨・距骨構成**距小腿關節**、距骨・跟骨・舟狀骨構成**距下關節**、距骨・跟骨・舟狀骨・骰骨構成**Chopart 氏關節**（橫跗關節）、內側楔狀骨・中間楔狀骨・外側楔狀骨・骰骨・第一～五蹠骨構成**Lisfranc 氏關節**（跗蹠關節），以及第一～五蹠骨・第一～五近端趾骨構成**蹠趾關節**（MTP關節）（**圖1，2**）。

　　另一方面，足部分為3區，**後足區**（rearfoot）由距骨・跟骨・距下關節構成、**中足區**（midfoot）由舟狀骨・骰骨・3塊楔狀骨・橫跗關節・跗蹠關節構成，而**前足區**（forefoot）則由第一～五趾各蹠骨和趾節骨構成（**圖3**）。

　　就基本骨架構造而言，小腿由2根**長骨**，足部由7塊**跗骨**、5塊**蹠骨**和14塊**趾節骨**[※1]呈立體狀排列而成（**表1**），再經由軟組織（肌肉・肌腱・韌帶・滑液膜・關節囊）加強**剛體**與**柔軟**機能。

　　這個立體構造依靜態姿勢－非負重與負重，以及動態姿勢－行走或跑步而有大幅變動。因此，進行基於機能解剖學的**視診**與**觸診**時，腦中必須有立體空間概念。尤其**肌肉**是**動態支撐組織**，也是**容易誘發疼痛或造成活動範圍受限的軟組織**。

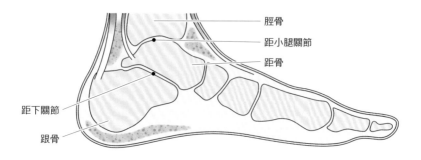

脛骨
距小腿關節
距骨
距下關節
跟骨

圖1 ● 距小腿關節與距下關節

※1 「指」是指手指，「趾」是指腳趾。

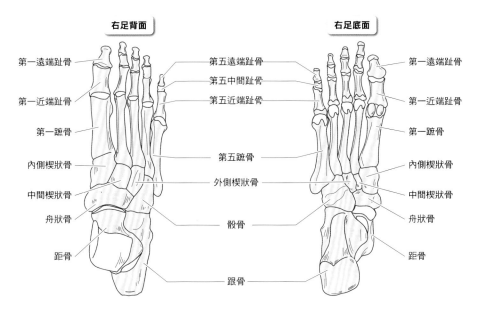

右足背面　　　　　　　　　　　　　　　　　右足底面

第一遠端趾骨　　　　　　　第五遠端趾骨　　　　　　第一遠端趾骨

第一近端趾骨　　　　　　　第五中間趾骨
　　　　　　　　　　　　　第五近端趾骨　　　　　　第一近端趾骨

第一蹠骨　　　　　　　　　　　　　　　　　　　　　第一蹠骨

內側楔狀骨　　　　　　　第五蹠骨　　　　　　　　內側楔狀骨

中間楔狀骨　　　　　外側楔狀骨　　　　　　　　中間楔狀骨

舟狀骨　　　　　　　　　骰骨　　　　　　　　　　舟狀骨

距骨　　　　　　　　　　　　　　　　　　　　　距骨

　　　　　　　　　　　　跟骨

圖2 ● 足部骨骼

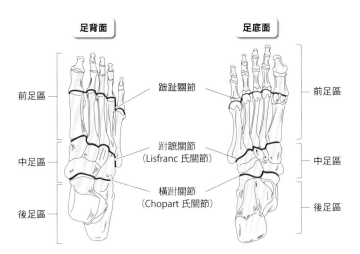

足背面　　　　　　　　足底面

前足區　　　　　蹠趾關節　　　　　前足區

中足區　　　跗蹠關節
　　　　　（Lisfranc 氏關節）　　　中足區

後足區　　　橫跗關節
　　　　　（Chopart 氏關節）　　　後足區

圖3 ● 足部3區

表1 ● 足部基本骨架構造

下腿	長骨	脛骨、腓骨
足部	跗骨	距骨、跟骨、舟狀骨、骰骨、內側楔狀骨、中間楔狀骨、外側楔狀骨
	蹠骨	第一～五蹠骨
	趾節骨	第一～五近端趾骨、第二～五中間趾骨、第一～五遠端趾骨

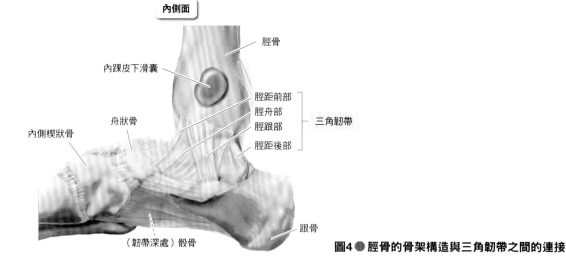

內側面

腔骨

內踝皮下滑囊

脛距前部
脛舟部　三角韌帶
脛跟部
脛距後部

舟狀骨

內側楔狀骨

跟骨

（韌帶深處）骰骨

圖4 ● 脛骨的骨架構造與三角韌帶之間的連接

另一方面，韌帶是連接關節的靜態支撐結構，連接相鄰關節的韌帶多半與**關節囊**有**生理性結合**。以三角韌帶為例（圖4），附著於舟狀骨（未與脛骨相鄰）的**脛舟韌帶**和附著於跟骨的**脛跟韌帶**雖然**未與關節囊相連接**，但附著於距骨（相鄰於脛骨）的**脛距前韌帶**和**脛距後韌帶**則都**與關節囊相連接**。因此，連接關節囊的韌帶鬆弛，即代表關節囊鬆弛；韌帶短縮即代表關節囊縮短。

從學生時代到參加國家資格考試的這段期間，一直死命牢記肌肉和韌帶的起點‧終點。但事實上，不能將這一套直接搬到臨床實踐上，不能單靠語言文字來記憶附著於骨骼的肌肉與韌帶，必須先在腦中建構立體畫面。判讀X光影像進行鑑別時，需要有這塊骨骼上有○○韌帶附著、表面有○○肌肉附著的概念……。有了這些概念後，在骨折相關病例中若遇到骨癒合前需要進行運動治療的情況，便自然知道必須避免促使骨折部位移的肌肉過度收縮，以及避免韌帶過度牽張的動作。換言之，這個概念有助於治療者區分安全運動與應該避免的運動，進而提高治療效果。

足部的肌肉和韌帶非常精細且複雜，沒有必要全部死背。基本上，相連的關節，除了第一蹠骨和第二蹠骨之間，其他皆由韌帶負責銜接。

關節活動的主要動力來自肌肉，大家可以想像成**連接起點與終點之間最短距離的直線**。另外，滑動的肌肉與作為支點的滑車，以最短距離連接兩者之間的直線也會成為肌肉運動的一種模式。

2 腓骨

腓骨（fibula，圖5）是一根細長的長骨，負責支撐小腿後外側。未與股骨形成關節，僅分擔小腿骨承重的10%。

腓骨近端的隆起部位稱為**腓骨頭**，腓骨頭與脛骨構成滑膜性近端脛腓關節，負責承受施加於脛骨近端部位的重量。**腓長肌**自腓骨頭外側下方延伸至腓骨近端1/2處，**伸趾長肌**從腓骨頭前方延伸至近端2/3處，**比目魚肌**則是附著於腓骨頭後方至近端1/3處。腓骨頭外側面有外

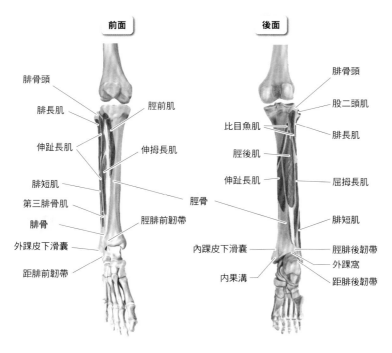

圖5●腓骨與脛骨的骨架構造

側副韌帶（lateral collateral ligament：LCL），**股二頭肌**深層就附著於此處。**股二頭肌肌腱**表層呈扇形披覆於腓骨頭上，腱膜中間部位為**腓長肌**，前方部位與**伸趾長肌・脛前肌**相連。

　　腓骨骨幹部位有緻密結締組織的骨間膜附著，經骨間膜連接至脛骨。緻密結締組織固定腓骨與脛骨之間的相對位置，藉此確保遠端脛腓關節的穩定性與支撐性。

與臨床實踐的關係　Lauge-Hansen分類PER III型以上的骨折，通常有遠端骨間膜斷裂的情況（請參照附錄1）[1,2]，因此，在遠端脛腓韌帶尚未完全修復的階段下，施加軸向負荷，或者進行踝關節過度背屈・內外翻・內外轉運動，脛腓骨間分離可能會致使脛腓韌帶與骨間膜失去張力而鬆弛。這種情況易造成距小腿關節產生疼痛和不穩定現象，進而引起續發性退化性踝關節炎。

　　腓骨・骨間膜中段1/3處前面有**伸拇長肌**。伸趾長肌的遠端部位，亦即腓骨前面至遠端1/3處有**第三腓骨肌**附著。腓長肌遠端部位，亦即腓骨外側的遠端1/2處有**腓短肌**附著。比目魚肌遠端部位的腓骨體後方有**屈拇長肌**附著。腓骨後方內側・骨間膜上則有**脛後肌**附著。

　　在腓骨遠端部位，外側隆起處稱為**外踝**。外踝比內踝長1cm且稍微偏向後方。除此之外，外踝關節面好比是距骨滑車部的堅硬外牆，具有支撐距小腿關節的功用。

　　外踝表面有**外踝皮下滑囊**，用於緩和外踝與皮膚之間的接觸摩擦。

> **memo** **腓骨的特徵**
> 由於附著於腓骨的肌肉有極為良好的血液循環，因此常用於進行帶血管骨移植術。

與臨床實踐的關係 Lauge-Hansen 分類 SA I 型以上的外踝橫向骨折、SER II 型以上的腓骨螺旋骨折、PA III 型的腓骨斜向骨折、PER III 型以上的腓骨骨幹部骨折，都會造成距骨滑車部失去骨性的堅固外牆（請參照附錄1）[1,2]。尤其經確認有位移現象的腓骨骨折中，透過手術治療的解剖學復位與固定極為重要。進行術後治療時，務必避免負荷過重、踝關節過度背屈・內外翻・內外轉運動。Mortise 構造（請參照第1章-2）一旦受損，容易造成距小腿關節產生疼痛・活動範圍受限・不穩定等情況發生，甚至可能誘發續發性退化性踝關節症。

腓骨遠端骨折的情況下，雖然多採用骨板固定術，但手術侵入造成的皮下組織沾黏・疤痕可能導致組織無法順暢滑動，進一步衍生皮膚引起的軟組織疼痛與活動範圍受限等情況。

外踝上附著連接至脛骨遠端之腓骨切跡的**脛腓前韌帶**和**脛腓後韌帶**（本書有時統稱為遠端脛腓韌帶）。除此之外，由外踝連接至距骨體前外側小隆起的是**距腓前韌帶**，由腓骨往後下方連接至跟骨外側的是**跟腓韌帶**，以及由腓骨踝窩連接至距骨後突外側結節的是**距腓後韌帶**。

外踝後方有**外踝窩**，以這裡為起點，後方有腓長肌肌腱，前方有腓短肌肌腱通過。腓骨肌上支持帶覆蓋外踝骨膜，負責支撐這些肌腱。

與臨床實踐的關係 脛腓韌帶之脛骨側的撕裂性骨折稱為 **Tillaux 骨折**，腓骨側的撕裂性骨折稱為 **Lefort 骨折**（請參照附錄2）[3]。Lauge-Hansen 分類 SA 型以上的骨折通常會伴隨距腓前韌帶損傷，而 SER I 型以上、PA II 型以上的骨折通常會伴隨脛腓前韌帶損傷，至於 IV 型骨折則伴隨脛腓後韌帶損傷（外踝撕裂性骨折），造成遠端脛腓關節的穩定性・支撐性受到破壞（請參照附錄1）[1,2]。

距腓前韌帶過度緊繃的踝關節蹠屈・內翻動作，若發生在小孩和中高齡者身上，容易引起腓骨側的撕裂性骨折；發生在其他年齡層的人身上，則容易造成距腓前韌帶斷裂。遠端脛腓韌帶尚未完全修復的階段下，過度負重或進行踝關節過度背屈・內外翻・內外轉運動；或者距腓前韌帶尚未完全修復的階段下進行踝關節蹠屈・內翻動作，都可能造成韌帶失去張力而鬆弛。在這種情況下，由於 Mortise 構造（請參照第1章-2）受損，極可能造成距小腿關節遺留疼痛與不穩定現象，甚至可能引起續發性退化性踝關節炎。

另一方面，某些因素導致腓骨肌上支持帶鬆弛，使腓骨肌肌腱於踝關節背屈時跨越至外踝前方，這種情況稱為**腓骨肌肌腱脫位**。

---

memo **遠端脛腓韌帶損傷**

遠端脛腓韌帶損傷是指從踝關節正面影像中可以看出遠端脛腓關節間隙擴大的現象。相對於脛骨遠端的腓骨切跡前緣至腓骨之脛骨端間的距離，若脛骨遠端的腓骨切跡後緣至腓骨之脛骨端的距離擴大程度大於5mm，或者 b−c 比 a−c 長的話，疑似有脛腓間隙擴大的現象（圖6）。

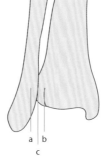

圖6 ● 遠端脛腓間隙的測量

15度內轉姿勢的踝關節前後影像中，測量脛骨後結節與腓骨內緣之間的距離。

b−c：後結節—腓骨內緣之間的距離
a−c：前結節—腓骨內緣之間的距離

3 脛骨

脛骨（tibia，圖5）是小腿骨架的主軸，比腓骨大很多，骨幹橫切面呈三角形。脛骨與股骨形成關節，是小腿承載重量的主要骨骼，約負擔90%。

位於脛骨粗隆外側的脛骨外髁是**伸趾長肌**的附著處。脛骨外側前面至骨間膜近端1/2處則有**脛前肌**附著。脛骨近端後面有膕肌附著，而遠端部位則有從遠端內側往近端外側斜行的**比目魚肌線**，這裡是**比目魚肌**的附著處。脛骨骨幹部後面有**屈趾長肌**，而延伸自脛骨內側後方至骨間膜的則是**脛後肌**。

與臨床實踐的關係 從脛骨中央算起的上1/3、中1/3、下1/3處是**疲勞性骨折**的好發部位（圖7），這些部位一旦骨折，容易因為產生疼痛症狀而造成跑跳困難。

脛骨遠端的內側有個名為**內踝**的隆起。內踝關節面是距骨滑車部的內牆，負責支撐距小腿關節。

內踝後面有**內踝溝**，包覆於腱鞘內的脛後肌肌腱由此通過。

另一方面，**三角韌帶**（圖4）附著於內踝，包含連接至舟狀骨的**脛舟韌帶**、位於脛舟韌帶深層且連接距骨頸內側的**脛距前韌帶**、位於表層且連接至跟骨載距突的**脛跟韌帶**，以及連接至距骨內側面和內側結節的**脛距後韌帶**。

內踝表面有**內踝皮下滑囊**，用於緩和內踝與皮膚之間的接觸摩擦。

與臨床實踐的關係 Lauge-Hansen分類SA II型以上的內踝斜向骨折，SER IV型、PA型以上、PER I型以上的骨折通常會伴隨內踝橫向骨折，造成距骨滑車失去內側的骨性支撐（請參照附錄1）[1,2]。尤其經確認有位移現象的內踝骨折，透過手術治療的解剖學復位與固定極為重要。進行術後治療時，務必避免負荷過重、踝關節過度背屈・內外翻・內外轉運動。Mortise構造（請參照第1章-2）一旦受損，容易造成距小腿關節產生疼痛・活動範圍受限・不穩定等情況發生，甚至可能誘發續發性退化性踝關節症。

脛後肌短縮促使行經內踝溝的腱鞘部因摩擦刺激增加而引起**脛後肌腱鞘炎**。

Lauge-Hansen分類SER IV型、PA I型和PER I型以上的骨折通常會伴隨三角韌帶損傷，進而造成距小腿關節內側的穩定性・支撐性受到破壞（請參照附錄1）[1,2]。韌帶修復至少需要6週的時間，這段期間過後的術後治療必須限制踝關節外翻及過度蹠・背屈。韌帶一旦失去張力而鬆弛，可能造成距小腿關節遺留疼痛與不穩定現象，甚至可能引起續發性退化性踝關節炎。

針對脛骨遠端骨折施以骨板固定術的病例中，手術侵入造成的皮下組織沾黏・疤痕容易使組織無法順暢滑動，進一步衍生皮膚引起的疼痛與活動範圍受限。

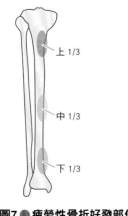

圖7 ● 疲勞性骨折好發部位

上 1/3

中 1/3

下 1/3

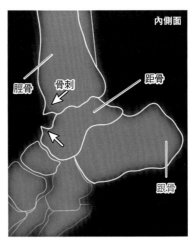

內側面

脛骨　骨刺　距骨

跟骨

圖8 ● impingement exostosis

脛骨最遠端的**脛骨下端**略呈平面狀，覆蓋距骨滑車，能有效分散接觸壓力。

與臨床實踐的關係 某些因素導致脛骨下端傾斜或凹陷，致使距骨滑車承載的重量增加，進而造成關節軟骨磨損、誘發滑膜炎或骨骼變形。以退化性踝關節為例，滑膜炎容易造成脛骨下端至內踝關節面有壓痛現象。另一方面，需要反覆踝關節過度背屈的運動中，脛骨下端與距骨頸因經常碰撞而衍生骨刺，這也容易誘發滑膜炎。這種病狀稱為**impingement exostosis**（athlete ankle, footballer's ankle）（**圖8**）。

小腿遠端受到直軸擠壓而造成的骨折稱為**遠端脛骨天花板骨折**（plafond, **pilon骨折**）。依骨折部位的位移和關節面破壞程度分為Type I至Type III三級，這種Rüedi分類方式是臨床上（請參照附錄3）[4] 經常使用的骨折程度分類法。屬於關節內骨折，雖然能夠透過手術的復位治療與固定，但容易遺留疼痛和活動範圍受限的現象，甚至也可能引起續發性退化性踝關節炎。

4 距骨

距骨（talus, **圖9**、**10**）將來自小腿承載的負荷傳送至後足區和前足區。距骨由**距骨頭‧距骨頸‧距骨體**構成，表面2/3部分覆蓋於透明軟骨下。距骨頭覆蓋於透明軟骨下，並與舟狀骨形成關節，同時也是**距舟韌帶**的附著處。距骨頸上分布許多供血管通過的小孔，因此即使距骨頸骨折，只要距骨體未脫臼，血液仍舊可以通過，不會嚴重到缺血性壞死的地步。

距骨體同樣覆蓋於透明軟骨下，分為與小腿骨形成關節的**距骨滑車**、距跟外側韌帶附著的**外突**、距跟內側韌帶附著的**距跟內側下端**，以及距跟後韌帶附著的**後突外側結節**與**內側結節**。

有些人的後突外側結節是獨立存在（分離），透過X光側面影像能夠加以確認。這種情況稱為**附生三角骨**，通常會位於脛骨下端後緣與跟骨之間。附生三角骨周圍的軟組織受到刺激，容易誘發疼痛症狀。

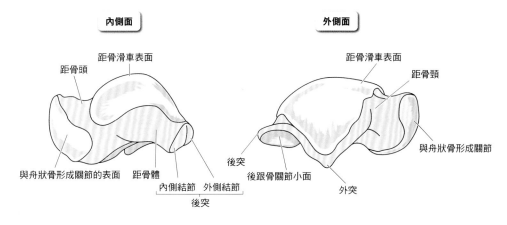

圖9 ● 距骨的構造

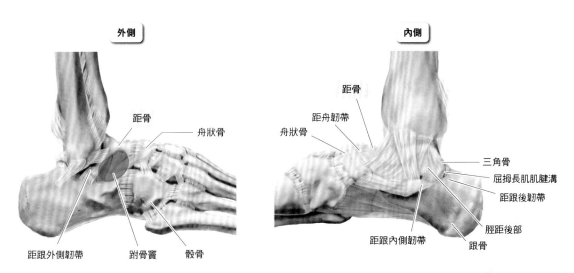

圖10 ● 距骨的骨架構造與附著韌帶

內側結節與**外側結節**之間有**屈拇長肌肌腱溝**，**屈拇長肌肌腱**經此溝延伸至足部。

距骨體中的距骨滑車是形成距小腿關節的重要部位。距骨滑車前寬後窄，呈前面比後面多5mm左右的25度扇形。而相對於距骨體的長軸，距骨頭・距骨頸的長軸約朝向前方內側彎曲15度。

距骨下面有3個關節小面（**圖11**），延伸自舟狀骨的**前跟骨關節小面**、後端相連的**中跟骨關節小面**，以及3個關節小面中最大且為距下關節（距跟關節）主軸的**後跟骨關節小面**。後跟骨關節小面與前・中跟骨關節小面之間，有個與跟骨長軸呈45度夾角的**跗骨竇**，這裡有**又厚又強韌的距跟骨間韌帶**，還有前方纖維與後方纖維。

與臨床實踐的關係 距骨體可供血管通行的面積相對較小，因此距骨體一旦骨折，發生缺血性懷死的風險相對較高。在恢復血液通行之前，必須預留一段免負重期間，否則併發踝關節功能受損的話，容易演變成整體下肢機能障礙。

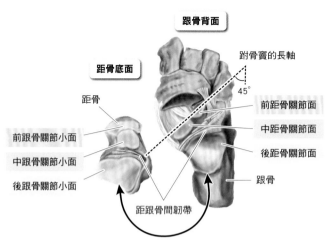

跟骨背面

距骨底面

跗骨竇的長軸

45°

距骨

前跟骨關節小面

中跟骨關節小面

後跟骨關節小面

前距骨關節面

中距骨關節面

後距骨關節面

跟骨

距跟骨間韌帶

圖11 ● 距跟骨間的解剖位置

附生三角骨結構不穩定造成疼痛，稱為**附生三角骨症候群**，常發生於足球或芭蕾舞等經常需要踝關節過度蹠屈的運動競技中。由於附生三角骨症候群容易合併屈拇長肌肌腱損傷，因此兩者經常伴隨出現。

另一方面，**跗骨竇症候群**（sinus tarsi syndrome）是繼發於踝關節扭傷後的病症[5]，由於距跟骨間韌帶周圍分布許多游離神經末梢[6]，因此常有明顯的壓痛，以及強制內翻或強制外翻、外展時疼痛加劇等症狀。

5 跟骨

跟骨（calcaneus, heel bone, **圖12**）是跗骨中最大的一塊骨骼。位於跟骨後方的**跟骨粗隆**兼具剛性與強度，是不少軟組織的附著處。

例如**阿基里斯腱**就附著於跟骨粗隆後方（**圖13**），包覆在類似滑液囊的腱旁組織與皮下組織底下。

跟骨粗隆底部有足底筋膜附著，覆蓋足底肌肉。**拇趾外展肌**（足底筋膜深層）附著於跟骨粗隆內側突、**小趾外展肌**（足底筋膜深層）附著於跟骨粗隆外側突。另外，**屈趾短肌**（足底筋膜深層）附著於跟骨粗隆的內側突與外側突之間。跟骨背面與距骨形成3個關節小面，前側面則有**伸拇短肌**和**伸趾短肌**附著。

與臨床實踐的關係 所謂**阿基里斯腱發炎**是指肌腱或腱旁組織因細微撕裂或退化所引起的病症。阿基里斯腱疼痛會造成蹲踞與踢腿困難。另一方面，因阿基里斯腱的牽引所引起的撕裂性骨折，稱為**鴨嘴形骨折**，多半會施以手術治療。基本上，撕裂性骨折中，牽引側的軟組織不會發生斷裂現象，但阿基里斯腱附著部的撕裂性骨折，必須多加留意比目魚肌肌腱斷裂，以及骨癒合後殘留疼痛與肌力衰弱的後遺症。

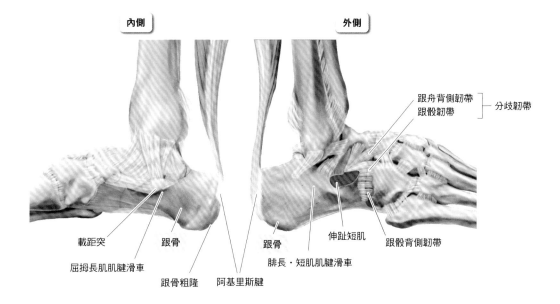

內側　　　　　　　　外側

跟舟背側韌帶
跟骰韌帶 ｝分歧韌帶

載距突　　　跟骨　　　　跟骨　　　　伸趾短肌
屈拇長肌肌腱滑車　　　　　　腓長‧短肌肌腱滑車　　跟骰背側韌帶
跟骨粗隆　　阿基里斯腱

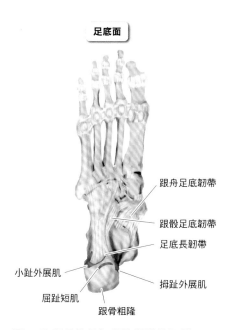

足底面

跟舟足底韌帶

跟骰足底韌帶

足底長韌帶

小趾外展肌　　　　　拇趾外展肌

屈趾短肌

跟骨粗隆

圖12 ● 跟骨的骨架構造與附著組織

　　而所謂**足底筋膜炎**，是指足底筋膜因過度負重而發炎的病症。多半發生於跟骨粗隆的內側突表面，發炎導致明顯腫脹。

　　從高齡者與運動選手的X光側面影像中，可以發現拇趾外展肌附著部多半有骨刺（從跟骨粗隆底面向前方突出）增生的現象。足弓功能衰退或吸震功能不全也容易誘發足底筋膜炎，但未必會出現疼痛症狀。另一方面，常見於兒童的**Sever病**是因為跟骨粗隆部位受到阿基里斯腱和**足底筋膜**的牽拉而產生的**跟骨骨骺症**（**圖14**）。

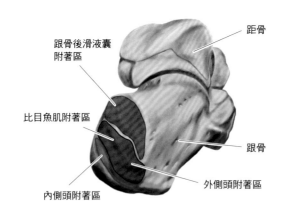

跟骨後滑液囊
附著區

距骨

比目魚肌附著區

跟骨

內側頭附著區

外側頭附著區

圖13 ● 阿基里斯腱終點的解剖構造

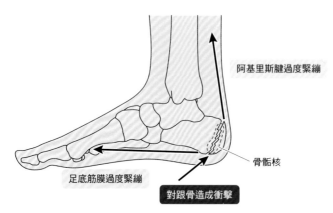

阿基里斯腱過度緊繃

骨骺核

足底筋膜過度緊繃

對跟骨造成衝擊

圖14 ● 跟骨的著骨點病變

　　跟骨體表面有**前距骨關節面**（與距骨的前跟骨關節小面形成關節）、後方緊鄰**中距骨關節面**（與距骨的中跟骨關節小面形成關節），以及3個關節面中最大且是距下關節（距跟關節）主軸的**後距骨關節面**（與距骨的後跟骨關節小面形成關節）（圖11）。

　　中距骨關節面與後距骨關節面之間有個名為**跟溝**的深溝，大約是跗骨竇內側的位置。而跟溝內側有載距突，如文字所示，是搭載距骨的突起部位。作為滑車功用的**屈拇長肌肌腱**通過跟溝並往足底方向延伸。

　　稍具厚度的**跟舟足底韌帶**（彈簧韌帶，spring ligament）附著於載距突和前‧中距骨關節面，呈吊床形狀支撐舟狀骨。

　　而寬厚且強韌的足底長韌帶附著於跟骨隆起底面（屈趾短肌深層），呈吊床形狀支撐骰骨粗隆與第三～五蹠骨基部。這條韌帶的深層部位有足底短韌帶，同樣呈吊床形狀支撐骰骨。另外，足底長韌帶與足底短韌帶合稱**跟骰足底韌帶**。

　　跟骨前突上有**分歧韌帶**（**跟舟足底韌帶‧跟骰韌帶**）附著，而跟骨外側有**跟骰背側韌帶**[※2]附著，同樣都具有強化支撐跟骰關節的功用。

※2　跟骰韌帶和跟骰背側韌帶的名稱雖然相似，但這是2條完全不一樣的韌帶。

跟骨外側面有個名為腓骨滑車的**骨嵴**。**腓長・短肌肌腱**以包夾骨嵴的方式通過這裡。

〔與臨床實踐的關係〕 後距骨關節面骨折的跟骨關節內骨折（tongue type, depression type）多半會有**Böhler角**縮小的情況。除此之外，距下關節的重度攣縮容易引起明顯的負重時疼痛，不良預後的情況也相對較多[7]。

至於**載距突骨折**的情況，即便日後骨癒合了，依舊容易留下**屈拇長肌肌腱損傷**所引起的疼痛，更會是負重時疼痛的導火線。在內側縱弓下沉的病例中，由於屈拇長肌肌腱在載距突下方容易受到摩擦刺激，一旦肌肉缺乏伸展性與滑動性，就可能誘發屈拇長肌肌腱炎。

在**副舟狀骨症候群**病例中（請參照**6**），常見跟舟足底韌帶斷裂造成舟狀骨支撐性變差的情況。

踝關節扭傷後容易留下踝關節外側疼痛的後遺症，但這可能是韌帶斷裂或跟骨前突撕裂性骨折引起的橫跗關節旋後不穩定所導致。

跟骨骨折後，跟骨橫徑變長，若再加上距下關節旋後攣縮，容易因為腓骨肌肌腱和腓骨滑車之間的摩擦情況加劇而誘發**腓骨肌腱鞘炎**，這也是引起疼痛的導火線。

〔memo〕 Böhler角（跟骨結節關節角）

從足部側面影像來看，跟骨粗隆上緣（跟骨粗隆與後距跟關節上緣的連線）與距跟關節面（前距跟關節與後距骨關節面的連線）所形成的夾角稱為Böhler角（正常值約28～40度，圖15）。

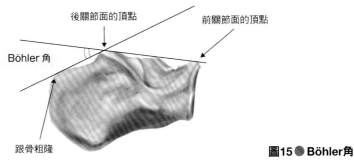

後關節面的頂點　前關節面的頂點

Böhler 角

跟骨粗隆

圖15 ● Böhler角

舟狀骨（navicular，**圖16**）與距骨、3塊楔狀骨形成關節。舟狀骨的後方與距骨頭形成關節，距骨側呈外凸形狀，舟狀骨側呈內凹形狀。

呈弓形彎曲的舟狀骨內側有舟狀骨結節（舟狀骨粗隆），上面有**脛後肌和跟舟足底韌帶**附著。**副舟狀骨**是足部附加骨・種子骨的一種，位於脛後肌肌腱附著處之舟狀骨結節的後下方。

與臨床實踐的關係 副舟狀骨的發生機率約15%，多為先天性遺傳。足部因內側縱弓下沉而容易呈**扁平足**，也因為內側縱弓下沉導致副舟狀骨周圍容易受刺激而誘發伴隨疼痛症狀的**副舟狀骨症候群**（Veitch分類，請參考附錄4）[8]。另一方面，**脛後肌肌腱功能不全**因脛後肌肌腱炎而引起，隨著後足區逐漸外翻，最終導致整個後足區攣縮固定在外翻姿勢。通常進展至這個階段時，脛後肌肌腱多半已經斷裂。

舟狀骨前側有3個平面，呈互相隔開的構造。這3個關節面由內至外依序和前方的內側楔狀骨、中間楔狀骨、外側楔狀骨形成關節。

舟狀骨與骰骨形成的關節面較小，有**骰舟背側韌帶和骰舟足底韌帶**等附著。另外，舟狀骨與跟骨之間**沒有形成關節**，只透過**跟舟背側韌帶**和**跟舟足底韌帶**相連。

> **memo** 附帶一說，部分人工製造的骨骼模型中，常見跟骨與舟狀骨形成關節，但事實上並非如此，請大家千萬不要搞錯！

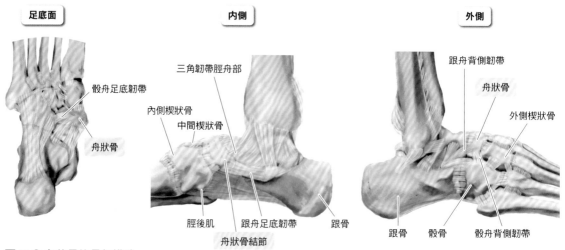

| 足底面 | 內側 | 外側 |

骰舟足底韌帶

舟狀骨

三角韌帶脛舟部

內側楔狀骨
中間楔狀骨

脛後肌　跟舟足底韌帶　跟骨
舟狀骨結節

跟舟背側韌帶

舟狀骨

外側楔狀骨

跟骨　骰骨　骰舟背側韌帶

圖16 ● 舟狀骨的骨架構造

7 骰骨

骰骨（cuboid，圖17）如名所示，呈骰子立方體狀，外側比內側稍短一些。骰骨底面的遠端內側有**拇趾內收肌斜頭**附著。

骰骨內側分別與外側楔狀骨、舟狀骨形成關節，其中與舟狀骨形成關節的關節面較小。**骰舟背側韌帶**和**骰舟足底韌帶**連接骰骨與舟狀骨；**楔骰背側韌帶**則連接骰骨與外側楔狀骨。

骰骨後方與跟骨形成關節，前方與第四、五蹠骨形成關節。**跗蹠背側韌帶**（楔狀骨－蹠骨與骰骨－蹠骨）和**跗蹠足底韌帶**（楔狀骨－蹠骨與骰骨－蹠骨）連接骰骨與四·五蹠骨，而**跟骰背側韌帶**則連接骰骨與跟骨。

8 楔狀骨

楔狀骨（cunneiform，圖18）共有三塊，各有各的功能，請確實掌握附著於各楔狀骨上的肌肉與韌帶。

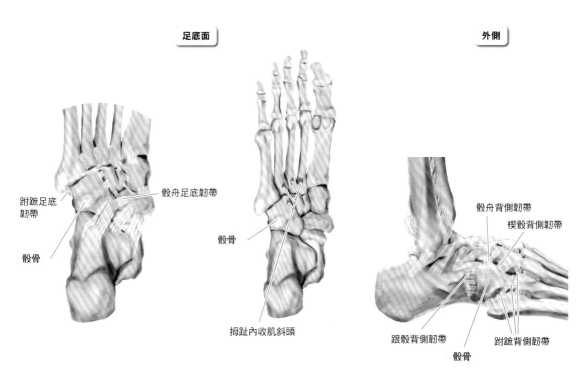

足底面　　　　　　外側

跗蹠足底韌帶

骰舟足底韌帶

骰骨

骰骨

拇趾內收肌斜頭

骰舟背側韌帶

楔骰背側韌帶

跟骰背側韌帶

跗蹠背側韌帶

骰骨

圖17 ● 骰骨的骨架構造

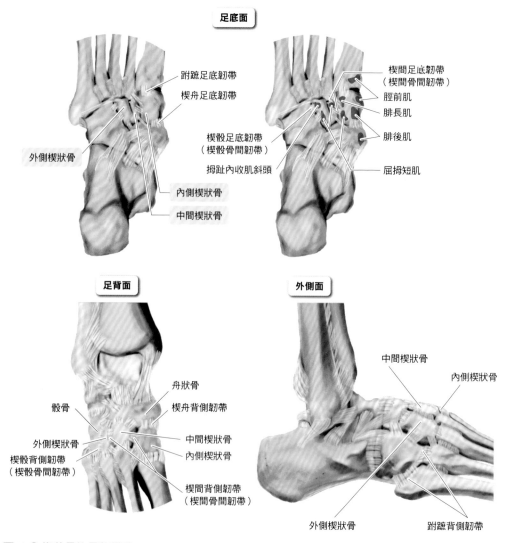

足底面

蹠蹠足底韌帶
楔舟足底韌帶

楔骰足底韌帶
（楔骰骨間韌帶）
拇趾內收肌斜頭

外側楔狀骨

內側楔狀骨
中間楔狀骨

楔間足底韌帶
（楔間骨間韌帶）
脛前肌
腓長肌
脛後肌
屈拇短肌

足背面

骰骨

外側楔狀骨
楔骰背側韌帶
（楔骰骨間韌帶）

舟狀骨
楔舟背側韌帶
中間楔狀骨
內側楔狀骨

楔間背側韌帶
（楔間骨間韌帶）

外側面

中間楔狀骨
內側楔狀骨

外側楔狀骨

蹠蹠背側韌帶

圖18●楔狀骨的骨架構造

1）內側楔狀骨

　　內側楔狀骨為三塊楔狀骨中最大的一塊，近端連接舟狀骨，遠端連接第一蹠骨。外側近端部
與中間楔狀骨形成關節，遠端部與第二蹠骨形成關節。

　　內側楔狀骨底面（遠端內側）有**脛前肌**附著，而位於肌腱與骨間的**滑液囊**其主要功用為緩衝
踝關節蹠屈時產生的摩擦刺激。

　　內側楔狀骨底面的遠端外側有**腓長肌**附著，近端內側有**脛後肌**附著，近端外側則有**屈拇短肌**
附著。腓長肌為踝關節的外翻肌，脛後肌為踝關節的內翻肌，二者互為拮抗肌，但作用於提起
足弓時，則互為協同肌。

　　附著於內側楔狀骨背面的韌帶包含**楔舟背側韌帶**、**楔間背側韌帶**、**蹠蹠背側韌帶**（楔狀骨－
蹠骨和骰骨－蹠骨）；附著於內側楔狀骨底面的韌帶包含**楔舟足底韌帶**、**楔間足底韌帶**、**蹠蹠
足底韌帶**（楔狀骨－蹠骨和骰骨－蹠骨）。面向中間楔狀骨那一側則有**楔間骨間韌帶**附著。楔
舟足底韌帶與舟狀骨、內側楔狀骨共同形成足弓，是非常重要的靜態支撐結構。

與臨床實踐的關係 第一蹠骨與第二蹠骨之間沒有韌帶聯合，因此連接內側楔狀骨與第二蹠
骨的跗蹠背側‧足底韌帶容易產生斷裂或撕裂性損傷等問題，而這也是造
成內側楔狀骨與第二蹠骨間分離與負重時疼痛的主要原因。

2）中間楔狀骨

中間楔狀骨為三塊楔狀骨中體積最小的一塊，後接舟狀骨，前接第二蹠骨，內側接內側楔狀
骨，外側則與外側楔狀骨形成關節。

中間楔狀骨底面的近端部位有**脛後肌**附著，遠端部位有**屈拇短肌**附著。

附著於中間楔狀骨背面的韌帶含**楔舟背側韌帶、楔間背側韌帶、跗蹠背側韌帶**（楔狀骨－蹠
骨和骰骨－蹠骨）；附著於中間楔狀骨底面的韌帶含**楔舟足底韌帶、楔間足底韌帶和跗蹠足底
韌帶**（楔狀骨－蹠骨和骰骨－蹠骨）；朝向內側‧外側楔狀骨那一面則各有**楔間骨間韌帶**附著。

3）外側楔狀骨

外側楔狀骨比內側楔狀骨略小一些，後接舟狀骨，前接第三蹠骨，外側近端接骰骨，遠端接
第四蹠骨，內側則與中間楔狀骨形成關節。

外側楔狀骨底面近端部位有**屈拇短肌**附著，遠端部位有**拇趾內收肌斜頭**附著。

附著於外側楔狀骨背面的韌帶包含**楔舟背側韌帶、楔間背側韌帶、跗蹠背側韌帶**（楔狀骨－
蹠骨和骰骨－蹠骨），以及**楔骰背側韌帶**；附著於外側楔狀骨底面的韌帶包含**楔舟足底韌帶、
楔間足底韌帶、跗蹠足底韌帶**（楔狀骨－蹠骨和骰骨－蹠骨）；朝向中間楔狀骨那一面有**楔間
骨間韌帶**附著，而朝向骰骨那一面則有**楔骰骨間韌帶**附著。

9 蹠骨

蹠骨（metatarsal，**圖19、20**）共有5塊，在冠狀面上呈拉弓形狀排列，每一塊蹠骨各由遠
端的頭部、中間段的骨幹和近端的基部構成。

1）第一蹠骨

第一蹠骨為5塊蹠骨中最大的一塊，近端與內側楔狀骨形成關節、遠端與第一近端趾骨形成
關節，外側則與第二蹠骨形成關節。

第一蹠骨基部內側面有**脛前肌**附著，第一蹠骨基部外側面有**腓長肌**附著。脛前肌作用於踝關
節背屈與內翻動作，腓長肌作用於踝關節蹠屈與外翻動作，二者互為拮抗肌。

第一蹠骨基部有**蹠骨骨間背側韌帶、蹠骨骨間足底韌帶**附著。其中蹠骨骨間足底韌帶與內側
楔狀骨、第一蹠骨共同形成足弓，是非常重要的靜態支撐結構。

第一蹠骨頭比其他腳趾的蹠骨頭大。

位於第一蹠骨頭下方的內側種子骨上有**拇趾外展肌和屈拇短肌內側頭**附著，外側種子骨上有
屈拇短肌外側頭和拇趾內收肌斜頭‧橫頭附著。

第一蹠骨和第二蹠骨之間沒有韌帶相連，因此第一蹠骨能夠進行內翻運動（外展運動）。手
部的大拇指和食指能夠各自獨立活動也是基於同樣道理。

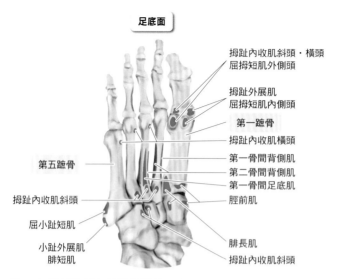

足底面

拇趾內收肌斜頭・橫頭
屈拇短肌外側頭

拇趾外展肌
屈拇短肌內側頭

第一蹠骨

拇趾內收肌橫頭
第一骨間背側肌
第二骨間背側肌
第一骨間足底肌
脛前肌

第五蹠骨

拇趾內收肌斜頭

屈小趾短肌

小趾外展肌
腓短肌

腓長肌
拇趾內收肌斜頭

圖19 ● 蹠骨的骨架構造與附著肌肉

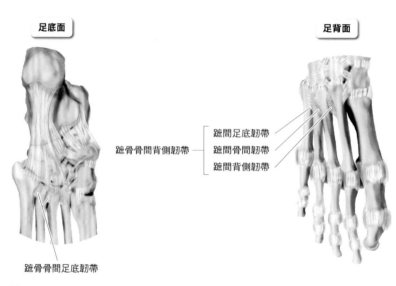

足底面

足背面

蹠骨骨間背側韌帶

蹠間足底韌帶
蹠間骨間韌帶
蹠間背側韌帶

蹠骨骨間足底韌帶

圖20 ● 蹠骨的骨架構造與附著韌帶

与臨床實踐的關係 **拇趾外翻**是指第一蹠骨頭因向內側突出而隆起的現象,也稱為拇趾滑液
囊炎。滑液囊發炎時,前足區因疼痛而難以負重。前足區負責吸收承重時
來自地面的反作用力,尤其以拇趾列作為緩衝區時,第一蹠骨頭和第一近
端趾骨間承受的壓力變大,進而引發第一MTP關節發炎疼痛,這種情況稱
為**拇趾僵直**,一旦症狀持續惡化,可能演變成拇趾伸展時疼痛、伸展活動
範圍受限導致拇趾關節無法屈伸而行走困難。

　跗蹠關節（Lisfranc 氏關節）損傷 Hardcastle 分類 TypeB（partial
incongruity）的 medial dislocation、Type C（Divergent）的 total

displacement 和 partial displacement 都可能伴隨第一蹠骨脫臼骨折，進而使拇趾列的穩定性與支撐性受到破壞，一旦內側縱弓的功能無法復原，容易留下疼痛與關節不穩定的後遺症（請參考附錄5）[9]。

2）第二蹠骨

第二蹠骨基部是足弓最高處，蹠骨的外展・內收運動以第二蹠骨為基準，遠離第二蹠骨為外展運動，靠近第二蹠骨為內收運動。這個部位由第一蹠骨基部、內側楔狀骨、中間楔狀骨、第三蹠骨基部形成宛如**榫頭和卯眼構造**。因**具有高穩定性與高支撐性，所以幾乎沒有活動性**。

第二蹠骨骨幹上有**骨間背側肌**附著。

第二與第三蹠骨之間有**蹠間背側韌帶、蹠間足底韌帶、蹠間骨間韌帶**附著，具有不錯的穩定性與支撐性。

基於這樣的緣故，第二蹠骨基部有相當不錯的剛性。

與臨床實踐的關係 骨間背側肌的附著處發生**疲勞性骨折**的機率很高[10]，多半出現在承重狀態下，旋前壓力不斷施加於蹠骨上的時候。

橫跗關節發生脫臼骨折時，以跗蹠關節損傷 Hardcastle 分類 Type A（total incongruity）、Type B（partial incongruity）和 Type C（divergent）居多，通常也容易引起榫卯結構之遠端基部的斜向骨折與橫向骨折（請參考附錄5）[9]。

因拇趾外翻導致第一趾交疊於第二趾上時，第二 MTP 關節容易出現伸展脫臼現象，而疼痛症狀容易造成前足區難以負重。

3）第三蹠骨

第三蹠骨的近端部位與外側楔狀骨形成關節，遠端部位與第三近端趾骨形成關節，主要功用為修正第二與第三蹠骨間的相對位置關係。

第三蹠骨骨幹上有**骨間背側肌和骨間足底肌**附著。

第三蹠骨間有**蹠間背側韌帶、蹠間足底韌帶、蹠間骨間韌帶**附著，有效維持與第二、第四蹠骨間的穩定性與支撐性。

與臨床實踐的關係 骨間背側肌和骨間足底肌的附著處發生第三蹠骨**疲勞性骨折**的機率非常高[9]，多半出現在負重狀態下，旋前壓力不斷施加於蹠骨上的時候。

以跗蹠關節損傷 Hardcastle 分類 Type A（total incongruity）、Type B（partial incongruity）的 lateral dislocation 和 Type C（divergent）居多，通常也容易引起第三～第五蹠骨脫臼（請參考附錄5）[9]。

4）第四蹠骨

第四蹠骨的近端部位與骰骨形成關節，遠端部位與第四近端趾骨形成關節，最大特徵是同第五蹠骨進行相似運動。第四蹠骨骨幹上有**骨間背側肌和骨間足底肌**附著，第四蹠骨背面的一小部分有**第三腓骨肌**附著。

朝向第三・第五蹠骨的那一面有**蹠間背側韌帶、蹠間足底韌帶、蹠間骨間韌帶**附著，提供良好的穩定性與支撐性。另一方面，後足區過度旋後容易導致外側負重，進而使第五蹠骨形成

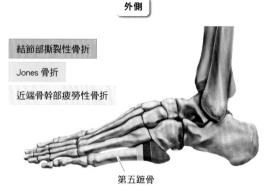

外側

結節部撕裂性骨折

Jones 骨折

近端骨幹部疲勞性骨折

第五蹠骨

圖21 ● 第五蹠骨骨折

外展姿勢（相對於第四蹠骨），甚至演變成小趾內翻（小趾滑液囊炎）。

5）第五蹠骨

第五蹠骨的大小在5塊蹠骨中排名第二，近端部位與骰骨形成關節，遠端部位與第五近端趾骨形成關節，內側則與第四蹠骨形成關節。

第五蹠骨背面為**第三腓骨肌**的附著處，而第五蹠骨粗隆上有**腓短肌、小趾外展肌**（含第五近端趾骨基部）附著。

第五蹠骨間有**蹠間背側韌帶、蹠間足底韌帶、蹠間骨間韌帶**附著，第五蹠骨頭很大，具有將負重傳遞至拇趾的功用。

> **與臨床實踐的關係** 因腓短肌和小趾外展肌的牽拉，第五蹠骨好發**撕裂性骨折**。另一方面，第五蹠骨基部的遠端15〜20㎜處容易發生**Jones骨折**。後足區過度旋後會因為扭轉力 · 彎折力等力學性壓力不斷施加於同樣部位，導致骨折不癒合、再次骨折的機率提高，而疼痛也遲遲難以緩解（**圖21**）。
>
> 橫弓功能低下容易誘發**小趾內翻**，一旦蹠骨頭外側發生滑液囊炎，疼痛易導致前足區難以承重。

10 近端趾骨

近端趾骨（proximal phalanx，**圖22**）存在於第一〜第五趾，從近端依序分為基部、骨幹、頭部。

第一趾又胖又短，關節數比其他腳趾少，因此相較不容易變形，跑步、行走時也有較好的推撐動作。

第一近端趾骨基部內側有經由**內側種子骨**附著在此的**拇趾外展肌和屈拇短肌內側頭**；基部外側有經由**外側種子骨**附著在此的**屈拇短肌外側頭和拇趾內收肌斜頭 · 橫頭**。

> **與臨床實踐的關係** **拇趾種子骨障礙**容易因為骨折或發炎而產生明顯的壓痛與行走時疼痛等症狀。另外，從X光影像中雖然可以看見二分種子骨（分裂種子骨）現象，但未必會出現臨床症狀。

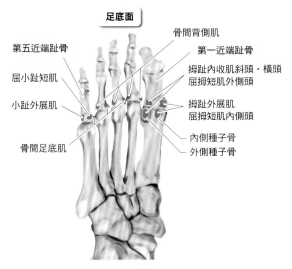

足底面

骨間背側肌
第五近端趾骨
第一近端趾骨
屈小趾短肌
拇趾內收肌斜頭・橫頭
小趾外展肌
屈拇短肌外側頭
拇趾外展肌
屈拇短肌內側頭
骨間足底肌
內側種子骨
外側種子骨

圖22 ● 近端趾骨的骨架構造

第二近端趾骨背面內側（始於第一、二蹠骨骨幹間的纖維）和第二～第四近端趾骨背面外側（始於第二、三蹠骨骨幹間的纖維；始於第三、四蹠骨骨幹間的纖維；始於第四、五蹠骨骨幹間的纖維）上有**骨間背側肌**附著。

第三～第五近端趾骨基部面內側（始於第三～第五蹠骨骨幹底面內側的纖維）則有**骨間足底肌**附著。

第五近端趾骨基部面上有**小趾外展肌**和**屈小趾短肌**附著。

11 中間趾骨

中間趾骨（middle phalanx，圖23）存在於第二～第五趾，第一趾沒有中間趾骨。各中間趾骨從近端依序分為基部、骨幹和頭部。

第二～第五中間趾骨背面有**伸趾短肌**附著，基部面有**屈趾短肌**附著。

與臨床實踐的關係 中間趾骨骨折常發生於重物落下砸傷足部或腳趾撞到邊角的時候，而且以斜向骨折或橫向骨折居多。疼痛症狀易導致前足區難以承重，進而演變成足跟行走步態。

　　錘狀趾（MTP關節固定於中間暨伸展姿勢・PIP關節固定於屈曲姿勢・DIP關節固定於伸展姿勢）、**爪狀趾**（MTP關節固定於中間暨伸展姿勢・PIP關節固定於屈曲姿勢・DIP關節固定於屈曲姿勢）、**槌狀趾**（MTP關節固定於中間姿勢・PIP關節固定於中間暨伸展姿勢・DIP關節固定於屈曲姿勢），這些現象都容易使中間趾骨背面部位形成老繭，進而因為疼痛導致前足區難以承重。

遠端趾骨（distal phalanx，圖24）存在於第一～第五趾。有些人第五趾的遠端趾骨和中間趾骨完全接合在一起。

各遠端趾骨從近端依序分為基部、骨幹和頭部。

第一遠端趾骨基部背面有**伸拇長肌**附著，基部面則有**屈拇長肌**附著。

第二～第五遠端趾骨基部背面有**伸趾長肌**附著，基部面有**屈趾長肌**附著。

與臨床實踐的關係 **伸拇長肌肌腱斷裂**或**屈拇長肌肌腱斷裂**多半因撕裂傷造成。

遠端趾骨骨折常發生於重物落下砸傷足部的時候，以粉碎性骨折居多。

疼痛易導致前足區難以承重，進而演變成足跟行走步態。

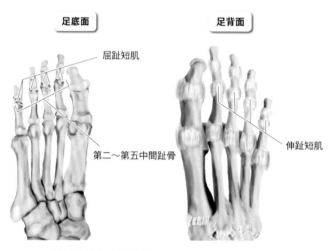

足底面　　　　　足背面

屈趾短肌

第二～第五中間趾骨

伸趾短肌

圖23 ● 中間趾骨的骨架構造

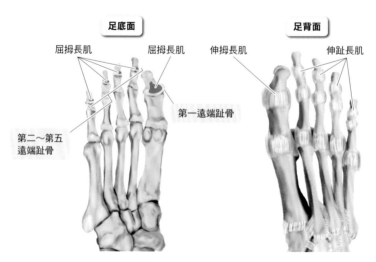

足底面　　　　　足背面

屈拇長肌　屈拇長肌　　伸拇長肌　伸趾長肌

第一遠端趾骨

第二～第五遠端趾骨

圖24 ● 遠端趾骨的骨架構造

■ 引用文獻

1）Lauge-Hansen N：Fractures of the ankle. Ⅱ. Combined experimental-surgical and experimental-roentgenologic investigations. Arch Surg, 60：957-985, 1950

2）Lauge-Hansen N：Fractures of the ankle. Ⅲ. Genetic roentgenologic diagnosis of fractures of the ankle. Am J Roentgenol Radium Ther Nucl Med, 71：456-471, 1954

3）Weber BG：Chirurgie der Gegenwart，Bd. 4 a，unfallchirurgie. München：Urban & Schwarzenberg 35：81-93, 1963

4）Rüedi TP & Allgöwer M：The operative treatment of intra-articular fractures of the lower end of the tibia. Clin Orthop Relat Res：105-110, 1979

5）Meyer JM & Lagier R：Post-traumatic sinus tarsi syndrome. An anatomical and radiological study. Acta Orthop Scand, 48：121-128, 1977

6）Akiyama K, et al：Neurohistology of the sinus tarsi and sinus tarsi syndrome. J Orthop Sci, 4：299-303, 1999

7）Thoren O：Os Calcis Fractures. Acta Orthop Scand Suppl, 70：1-116, 1964

8）Veitch JM：Evaluation of the Kidner procedure in treatment of symptomatic accessory tarsal scaphoid. Clin Orthop Relat Res：210-213, 1978

9）Hardcastle PH, et al：Injuries to the tarsometatarsal joint. Incidence, classification and treatment. J Bone Joint Surg Br, 64：349-356, 1982

10）Matheson GO, et al：Stress fractures in athletes. A study of 320 cases. Am J Sports Med, 15：46-58, 1987

2 關節構造與臨床實踐間的關係

　　踝關節・足部有許多關節，透過3軸和3面組合，能夠做出各式各樣機能性動作（**表1**）[1]。踝關節的**背屈・蹠屈**是矢狀面上的動作，**外翻・內翻**是冠狀面上的動作，而**外展・內收**則是水平面上的動作。距下關節和足部於冠狀面上的動作則另外包含旋後與旋前。本書提到的踝關節外翻・內翻是指距小腿關節和距下關節共同完成的動作，距下關節的旋後・旋前動作則單純只針對距下關節。

　　另一方面，距小腿關節和距下關節的協同運動包含**外翻轉**（背屈・外展・旋前）與**內翻轉**（蹠屈・內收・旋後）。站立且足底部貼於地面，進行外翻轉運動會同時促使小腿進行內轉運動。這時足部足弓下降，前足區因來自地面的反作用力而被強制旋後。而進行內翻轉運動時，小腿則合併進行外轉運動。這時候足部足弓上升，前足區被強制旋前。

　　由於足部關節極為複雜，基本上先細分成小腿、踝關節、後足區、中足區、前足區，然後再分區仔細觀察各個關節，這樣才具有臨床意義。各關節的參考活動範圍如表所示（**表2**）。

表1 ● 關節運動

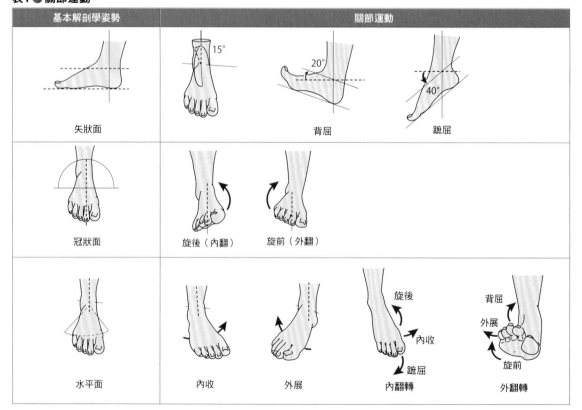

基本解剖學姿勢	關節運動		
矢狀面	背屈（15°）	背屈（20°）	蹠屈（40°）
冠狀面	旋後（內翻）	旋前（外翻）	
水平面	內收	外展	內翻轉　外翻轉

1 脛腓關節

脛腓關節（tibiofibular joint）分為**近端脛腓關節**和**遠端脛腓關節**，能夠做出幅度非常小的動作，外圍有強韌的關節囊協助強化結構，因此也被稱為代償性關節。

遠端脛腓關節配合**距小腿關節**的運動，透過分開脛・腓骨間讓活動更加順暢（圖1）。但這個部位沒有透明軟骨，只有連接纖維軟骨的韌帶聯合。

基本上，脛腓關節的活動指的是相對於脛骨的腓骨運動。腓骨是構成距小腿關節的動態支撐結構，脛骨下端及內踝則是構成距小腿關節的靜態支撐結構。

與臨床實踐的關係 遠端脛腓韌帶斷裂造成的遠端脛腓關節分離若沒有完全治癒，脛骨下端與距骨滑車部的接觸範圍可能因此縮減，進而導致距骨承受的單位面積負重壓增加，逐漸變成誘發退化性踝關節炎的導火線。

2 距小腿關節

距小腿關節（talocrural joint）屬於屈戌關節，由脛骨外側面至下面・脛骨內側面共同形成的**踝間關節窩**（mortise）與**距骨滑車**（tenon）的關節面所構成，這種構造也稱為**榫卯結構**（Mortise構造）。踝關節的這個構造為距骨提供堅固的穩定性與支撐性，但在活動上（距小腿關節的內・外翻等）多少會受到限制。

表2 ● 參考活動範圍

部位名稱	運動方向	參考活動範圍角度	基本軸	移動軸
踝關節（ankle）	背屈	0～20°	垂直於小腿長軸	第五蹠骨
	蹠屈	0～45°	垂直於小腿長軸	第五蹠骨
足部（foot）	外翻轉	0～20°	垂直於小腿長軸	足底面
	內翻轉	0～30°	垂直於小腿長軸	足底面
	外展	0～10°	第一・第二蹠骨間的足軸	同左
	內收	0～20°	第一・第二蹠骨間的足軸	同左
拇趾（great toe）	屈曲（MP關節）	0～35°	第一蹠骨	第一近端趾骨
	伸展（MP關節）	0～60°	第一蹠骨	第一近端趾骨
	屈曲（IP關節）	0～60°	第一近端趾骨	第一遠端趾骨
	伸展（IP關節）	0°	第一近端趾骨	第一遠端趾骨
腳趾（toes）	屈曲（MP關節）	0～35°	第二～第五蹠骨	第二～第五近端趾骨
	伸展（MP關節）	0～40°	第二～第五蹠骨	第二～第五近端趾骨
	屈曲（PIP關節）	0～35°	第二～第五蹠骨	第二～第五近端趾骨
	伸展（PIP關節）	0°	第二～第五蹠骨	第二～第五近端趾骨
	屈曲（DIP關節）	0～50°	第二～第五近端趾骨	第二～第五遠端趾骨
	伸展（DIP關節）	0°	第二～第五近端趾骨	第二～第五遠端趾骨

背屈：dorsiflexion，蹠屈：plantar flexion，外翻轉：eversion，內翻轉：inversion，外展：abduction，內收：adduction，屈曲：flexion，伸展：extension
引用自文獻2

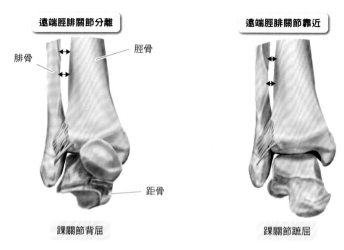

圖1 ● 遠端脛腓關節的關節運動

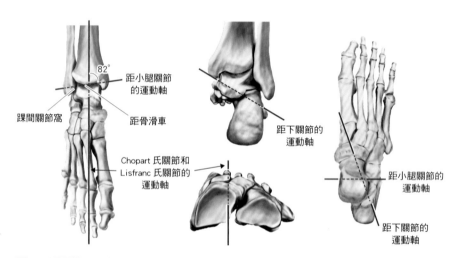

圖2 ● 踝關節‧足部的運動軸

踝關節的背屈‧蹠屈運動主要由距小腿關節負責（圖2），外踝較內踝偏向遠端 1 cm 左右。連接外踝與內踝的直線與脛骨長軸形成大約 82 度的夾角，因此踝關節背屈時，會同時出現小幅度的外展與外翻動作；而踝關節蹠屈時，則會同時出現內收與內翻動作。

距骨滑車前寬後窄，前方多了 5 mm 左右（圖3a）。踝關節蹠屈時，距骨滑車較窄的後部進入關節窩中，導致踝關節的穩定性與支撐性下降（圖3b），進而使距小腿關節的內‧外翻角度變大。

另一方面，踝關節從蹠屈變成背屈後，距骨滑車的外側突出部與腓骨外踝內側面於蹠屈 27 度左右時互相接觸，然後隨著背屈角度變大，距骨滑車前部與踝間關節窩的接觸面積也逐漸增加。這時候踝關節的穩定性與支撐性提高（圖3c），而距小腿關節的內‧外翻角度變小[3]。

與臨床實踐的關係 踝關節扭傷多半發生於踝關節蹠屈姿勢。
Mortise 構造受損或踝關節背屈受限，導致脛骨下端與距骨滑車部的接觸範圍縮減，進而變成誘發退化性踝關節炎的導火線，這一點務必多加留意。

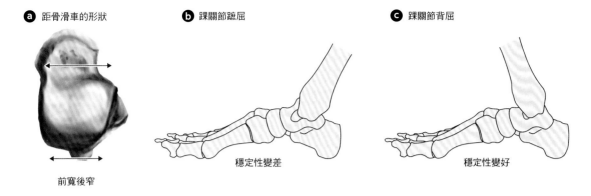

ⓐ 距骨滑車的形狀　　　　**ⓑ** 踝關節蹠屈　　　　　　**ⓒ** 踝關節背屈

前寬後窄　　　　　　　　　穩定性變差　　　　　　　　穩定性變好

圖3 ● 距骨形狀與距小腿關節的穩定性

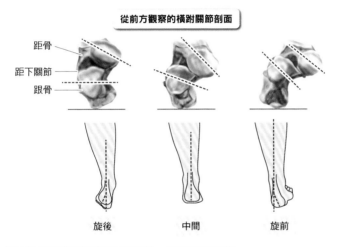

從前方觀察的橫跗關節剖面

距骨
距下關節
跟骨

旋後　　　　　中間　　　　　旋前

圖4 ● 距下關節的運動與距骨・跟骨位置關係

3 距下關節（距跟舟關節）

　　距下關節（subtalar joint）處，距骨與**跟骨、舟狀骨**各形成關節。距舟關節和距跟關節的功能相同，臨床上常使用包含這兩個關節在內的距下關節〔距跟舟關節（talocalcaneonavicular joint）〕這個說法。踝關節的背屈・蹠屈運動雖然主要發生於距小腿關節，但距下關節也會共同參與。

　　除此之外，距下關節的運動包含外展・內收、旋後・旋前，外展・內收和旋後・旋前的活動範圍都很大（**圖4**）[4]

　　距下關節的運動軸從距骨後外下方朝距骨前內側上方行進（**圖2**）。在矢狀面上，從後側下方至前側上方可移動大約42度；在水平面上，從外後側方至內前側方可移動大約23度。足部內翻轉時，跟骨內翻疊於距骨下方，形成roll-in形狀。另一方面，足部外翻轉時，跟骨外翻於距骨外側，兩者交叉形成roll-out形狀。

與臨床實踐的關係 部分患者進行距小腿關節固定術後，仍舊可以做出跪坐姿勢，這是因為距下關節具有活動性（主要是旋前動作）。

距下關節具有保持距小腿關節位於水平位置的功能，但攣縮會造成這項功能喪失。尤其距下關節的旋前活動範圍受限又負重的狀態下，跟骨會被強制旋後，而距骨會內翻。當負重軸心位移至內側，則容易演變成誘發內翻型退化性踝關節炎的導火線。

4 Chopart 氏關節

Chopart 氏關節（Chopart joint，橫跗關節：transverse tarsal joint）由距舟關節（**距骨**和**舟狀骨**）與跟骰關節（**跟骨**和**骰骨**）兩個關節組成（**圖5**）。足部旋前時因各自的關節運動軸方向一致，大幅提昇關節活動性，也增加足部柔軟性。另一方面，足部旋後時因各自的關節運動軸方向互相交叉，導致活動性下降，足部剛性增加。大家可以嘗試透過自己的足部確認一下。

Chopart 氏關節的運動包含背屈・蹠屈、外展・內收、旋後・旋前。距舟關節的外展・內收、旋後・旋前活動範圍較大，而跟骰關節無論哪一種運動，活動範圍都偏小。Chopart 氏關節的背屈・蹠屈活動範圍較小，但同樣動作發生在楔舟關節時，活動範圍會變得比較大[4]

與臨床實踐的關係 Chopart 氏關節具有與距下關節共同合作，保持距小腿關節位於水平位置的功能，但攣縮會造成這項功能喪失，進而使距小腿關節承受的負荷變大，施加於 Lisfranc 氏關節上的負重壓也隨之增加。

> **memo** 從扁平足Ⅹ光影像中可以看出相對於距骨，舟狀骨的位置向下移動，但嚴格説來，其實只是舟狀骨旋前且舟狀骨粗隆下壓，這一點務必特別留意。

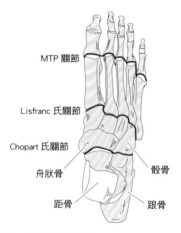

MTP 關節

Lisfranc 氏關節

Chopart 氏關節

舟狀骨　　　　　骰骨

距骨　　　　跟骨

圖5 ● 足部的關節

5 Lisfranc 氏關節

Lisfranc氏關節（Lisfranc joint，跗蹠關節：tarsometatarsal joint）是由**內側楔狀骨 · 中間楔狀骨 · 外側楔狀骨**與骰骨、第一蹠骨底部～第五蹠骨基部間所形成的關節。**中間楔狀骨**的前後徑比**內側楔狀骨**和**外側楔狀骨**短，呈**榫頭卯眼結構**，緊緊卡住**第二蹠骨基部**（請參考第1章－1圖3），因此這個部位幾乎沒有關節運動。

Lisfranc氏關節的運動包含屈曲 · 伸展運動、旋後 · 旋前運動。第一蹠楔關節的背屈 · 蹠屈和外展 · 內收活動範圍大[4]。另一方面，Lisfranc氏關節外翻時，因locked position（closed packed）造成屈曲（蹠屈）和伸展（背屈）活動範圍縮小，進而提高第一趾的支撐性與穩定性；但Lisfranc氏關節內翻時，由於unlocked position（open packed）造成屈曲（蹠屈）和伸展（背屈）活動範圍變大，進而降低第一趾的支持性與穩定性。

與臨床實踐的關係 Lisfranc氏關節攣縮會同時造成橫弓功能下降，當前足區無法分散 · 緩衝負重時，可能因此誘發疼痛。

6 MTP關節

MTP關節（蹠趾關節：metatarsophalangeal joint）的主要運動為屈曲 · 伸展運動，另外也參與以第二蹠骨為中心的外展 · 內收運動與旋後 · 旋前運動。第一MTP關節的運動軸行進於足部長軸，在足部向前踢出時形成向前的推進力。第二～第五MTP關節的運動軸與足部長軸形成大約62度的夾角，因此足部向前踢出時會使足部產生旋後動作。一旦MTP關節屈曲攣縮，疼痛將導致足部難以向前邁出。

■ 引用文獻

1）Uchiyama E, et al：Distal fibular length needed for ankle stability. Foot Ankle Int, 27：185-189, 2006

2）米本恭三，他：関節可動域表示ならびに測定法. リハビリテーション医学，32：207-217，1995

3）壇　順司，高濱　照：関節病態運動学：13. 足関節の運動学（2）. 理学療法，24：1349-1359，2007

4）Wolf P, et al：A MR imaging procedure to measure tarsal bone rotations. J Biomech Eng, 129：931-936, 2007

5）Perez HR, et al：The effect of frontal plane position on first ray motion: forefoot locking mechanism. Foot Ankle Int, 29：72-76, 2008

3　肌肉功能解剖

除了本書收錄的足部肌肉外，還有其他許多相關肌肉，本書僅介紹臨床上經常接觸的幾種肌肉，請各位讀者多加留意。

1 小腿後側的淺層肌群（表1）

1）小腿三頭肌（triceps surae，脛神經S1・S2）

1 腓腸肌

腓腸肌（gastrocnemius，圖1a）起源端有兩個頭，一個是始於股骨內側髁後方的內側頭，一個是始於股骨外側髁後方的外側頭，兩者於遠端合成腓腸肌肌腱並附著於跟骨粗隆後面。腓腸肌是紡錘狀肌，收縮速度快。

肌肉收縮作用於膝關節屈曲和踝關節蹠屈，這個功能在膝關節伸展範圍內比較能夠充分發揮。

在小腿部位，表層與小腿筋膜相鄰，深層與比目魚肌相鄰。

腓腸肌外側頭為細長蹠肌的起點，蹠肌連接至膝關節囊，遠端部位通過腓腸肌和比目魚肌之間，最終附著於阿基里斯腱內側緣。

2 比目魚肌

比目魚肌（soleus，圖1b）始於比目魚肌線，遠端部位會合腓腸肌肌腱後附著於跟骨粗隆後面。

> **與臨床實踐的關係**　腓腸肌肌腱和比目魚肌的會合處承受非常大的牽張力，因此**阿基里斯腱斷裂**情況多半發生在這個交界處。

比目魚肌收縮時可以使踝關節蹠屈・內翻。而受到膝關節姿勢的影響，比起腓腸肌，比目魚肌肌腹更容易出現攣縮現象。

在小腿部位，比目魚肌表層與腓腸肌相鄰，深層與筋膜・深後側腔室相鄰。

阿基里斯腱的附著部在型態上較為特殊（請參考第1章−1圖13）。若阿基里斯腱直接附著於跟骨粗隆，容易因為小腿三頭肌的強烈張力而頻頻發生肌腱損傷或撕裂性骨折等情況。然而實際上，阿基里斯腱繞於跟骨後方並附著於跟骨粗隆上，針對阿基里斯腱的張力有效進行向量分解，進而降低阿基里斯腱附著部的應力。這種構造稱為 wrap around bony pulley[1,2]。

表1 ● 小腿後側的淺層肌群

肌肉名		起點	附著	神經支配	功能
小腿三頭肌	腓腸肌	內側頭：股骨內側髁後方 外側頭：股骨外側髁後方	跟骨粗隆後方	脛神經 (S1 S2)	膝關節：屈曲 踝關節：蹠屈
	比目魚肌	脛骨的比目魚肌線	跟骨粗隆後方	脛神經 (S1 S2)	踝關節：蹠屈・內翻

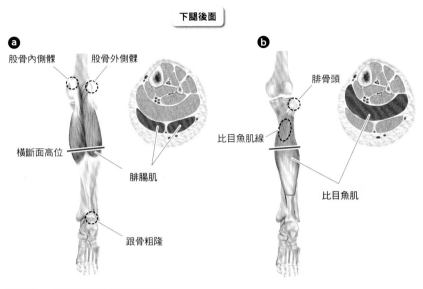

圖1 ● 小腿三頭肌的解剖構造

2 小腿前側肌群 (表2)

1）脛前肌（腓深神經L4・L5・S1）

　　脛前肌（anterior tibial muscle，圖2a）始於脛骨外側前面・骨間膜近端1／2處，最後附著於內側楔狀骨底面・第一蹠骨底面。

　　脛前肌收縮時可以使踝關節背屈・內翻，可以使Chopart氏關節小幅度背屈（伸展）・旋後。另外還具有上提內側縱弓的功用。在足部固定於地面的條件下，能夠使小腿前傾。

　　在小腿部位，脛前肌外側與伸趾長肌・伸拇長肌相鄰，內側與脛骨相鄰，表層與小腿筋膜相鄰，深層與腓深神經・脛前動靜脈相鄰。

　　在足跟著地期，脛前肌具有使踝關節背屈的重要功能。

與臨床實踐的關係 脛前肌無法發揮正常功能時，容易產生**垂足**狀態。除此之外，腰椎椎間盤突出好發於L4／5部位，多半因L5神經根損傷而引起，偶爾也會出現垂足狀態。

表2 ● 小腿前側肌群

肌肉名	起點	附著	神經支配	功能
脛前肌	脛骨外側面前端・骨間膜近端1/2處	內側楔狀骨基部・第一蹠骨基部	腓深神經 L4・L5・S1	踝關節：背屈・內翻 Chopart氏關節：小幅度背屈（伸展）・旋後 內側縱弓：上提 足部固定於地面時：小腿前傾
伸趾長肌	脛骨外側髁・骨間膜・腓骨前表面近端2/3處	第二～第五遠端趾骨背面	腓深神經 L4・L5・S1	踝關節：背屈・外翻 第二～第五趾的MTP關節、PIP關節、DIP關節：伸展
伸拇長肌	腓骨・骨間膜中段1/3前表面	第一遠端趾骨基部背面	腓深神經 L4・L5・S1	踝關節：背屈 第一趾的MTP關節、IP關節：伸展

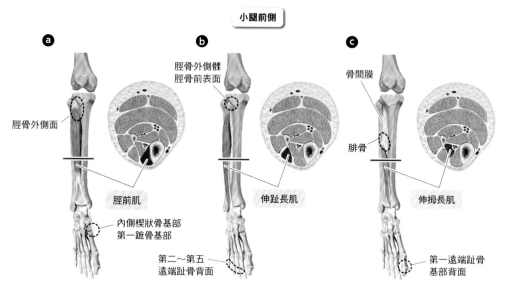

圖2 ● 脛前肌・伸趾長肌・伸拇長肌的解剖構造

2）伸趾長肌（腓深神經L4・L5・S1）

伸趾長肌（extensor digitorum longus，**圖2b**）始於脛骨外側髁・骨間膜・腓骨前表面近端2/3處，附著於第二～第五遠端趾骨背面。

伸趾長肌收縮可以使踝關節背屈・外翻，可以使第二～第五趾的MTP關節、PIP關節和DIP關節伸展。

在小腿部位，伸趾長肌外側與腓長・短肌相鄰，內側與脛前肌相鄰，表層與小腿筋膜相鄰。

與臨床實踐的關係 足部扭傷多發生於踝關節蹠屈・內翻姿勢，因此在這個姿勢下，伸趾長肌發揮重要的拮抗功能。

3）伸拇長肌（腓深神經L4・L5・S1）

伸拇長肌（extensor hallucis longus，**圖2c**）始於腓骨・骨間膜中間1/3段前表面，附著於第一遠端趾骨基部背面。

伸拇長肌收縮時可以使踝關節背屈，使第一趾的MTP關節・IP關節伸展。

在小腿部位，伸拇長肌表層外側與伸趾長肌相鄰，表層內側與脛前肌相鄰。另外，與脛前肌之間再緊鄰腓深神經・脛前動靜脈。

伸拇長肌也是容易痙攣的肌肉之一。

與臨床實踐的關係 L5神經根損傷或腓總神經損傷容易造成伸拇長肌無法發揮正常功能，可以透過MMT進行評估。

---

3 小腿後側的深層肌群 （表3）

1）脛後肌（脛神經L5・S1・S2）

脛後肌（posterior tibiali muscle，**圖3a**）始於腓骨後表面內側・骨間膜・脛骨後表面內側，於小腿遠端與屈趾長肌深部交叉（這個部位的摩擦損傷是**夾脛症**的病症之一）。在屈肌支持帶下端於內髁後側同屈趾長肌肌腱下行，附著於舟狀骨粗隆、內側・中間・外側楔狀骨、第二～第五蹠骨基部。

脛後肌收縮時可以使踝關節蹠屈・內收・內翻，使Chopart氏關節小幅度蹠屈（屈曲）・旋後。另外，雖然不具有上提內側縱弓的功能，卻有抑制舟狀骨粗隆與內側楔狀骨下沉的作用[3]。另一方面，在距腓前韌帶斷裂病例中，脛後肌收縮反而會促使距骨內收・內翻[4]。

在小腿部位，脛後肌外側與屈拇長肌相鄰，內側與屈趾長肌相鄰，表層與脛神經・脛後動靜脈相鄰，深層則與骨間膜相鄰，表面有比目魚肌覆蓋。

2）屈趾長肌（脛神經L5・S1・S2）

屈趾長肌（flexor digitorum longus，**圖3b**）始於脛骨骨幹後表面，於小腿遠端與脛後肌淺層交叉後，進入屈肌支持帶下端，再與脛後肌肌腱一起通過內髁後側。在足底部跨越屈拇長肌肌腱上方，最後附著於第二～第五遠端趾骨基部。

屈趾長肌收縮時可以使踝關節蹠屈・內翻，使第二～第五趾的MTP關節・PIP關節・DIP關節屈曲。另外，還具有輔助上提內側縱弓的功用。

在小腿部位，屈趾長肌外側與脛後肌相鄰，從表層至內側與小腿筋膜相鄰，表面有比目魚肌覆蓋。

屈趾長肌肌腱相連於蹠方肌（本書無收錄），就算踝關節蹠屈使屈趾長肌鬆弛，正因為蹠方肌的存在，屈趾長肌才能支撐腳趾的屈曲與足弓[5]。

3）屈拇長肌（脛神經L5・S1・S2）

　　屈拇長肌（flexor hallucis longus，**圖3c**）始於腓骨體後表面，於屈肌支持帶下端走行於內側後結節部，並於足底部跨越屈趾長肌肌腱下方。之後再於第一蹠骨頭下方通過內・外側種子骨中間，最後附著於第一遠端趾骨基部。

　　屈拇長肌收縮可以使踝關節蹠屈，使第一趾的MTP關節・DIP關節屈曲。另外，還具有踝關節背屈姿勢下提起內側縱弓的功用。

　　在小腿部位，屈拇長肌外側與腓長・短肌相鄰，內側與脛後肌相鄰，表層與筋膜、深層與腓動靜脈相鄰，表面有比目魚肌覆蓋。

　　屈拇長肌屬於容易縮短或沾黏的肌肉，務必格外留意。

表3●小腿後側的深層肌群

肌肉名	起點	附著	神經支配	功能
脛後肌	腓骨後表面內側・骨間膜・脛骨後表面內側	舟狀骨粗隆、內側・中間・外側楔狀骨、第二～第五蹠骨基部	脛神經 L5・S1・S2	踝關節：蹠屈・內收・內翻 Chopart氏關節：小幅度蹠屈（屈曲）・旋後 抑制舟狀骨粗隆面和內側楔狀骨下沉
屈趾長肌	脛骨骨幹後表面	第二～第五遠端趾骨基部	脛神經 L5・S1・S2	踝關節：蹠屈・內翻 第二～第五趾的MTP關節・PIP關節・DIP關節：屈曲 內側縱弓：輔助上提
屈拇長肌	腓骨體後表面	第一遠端趾骨基部	脛神經 L5・S1・S2	踝關節：蹠屈 第一趾的MTP關節・DIP關節：屈曲 踝關節背屈姿勢下提起內側縱弓

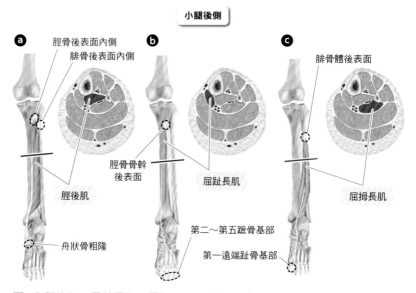

圖3●脛後肌・屈趾長肌・屈拇長肌的解剖構造

4 小腿外側肌肉 (表4)

1) 腓長肌（腓淺神經L4・L5・S1）

腓長肌（peroneus longus，圖**4a**）始於腓骨頭外側下面至近端1/2處，同腓短肌肌腱一起通過**腓骨肌上支持帶**下端處的外踝後方，然後移行至**腓骨肌下支持帶**（連接跟骨外側與伸肌下支持帶）下端的跟骨腓長肌腱溝後，附著在內側楔狀骨・第一蹠骨粗隆。

腓長肌收縮可以使踝關節蹠屈・外翻，另外還具有上提外側縱弓與橫弓的功用。藉由將第一蹠骨固定於屈曲（蹠屈）・外翻方向（locking effect），提高負重時母趾的支撐性與穩定性[6]。另一方面，在距腓前韌帶斷裂案例中，能夠有效減少距骨內翻不穩定的情況發生[4]。

在小腿部位，腓長肌外側至表層與小腿筋膜相鄰。深層近端部位與腓深神經相鄰，深層遠端部位與腓短肌相鄰。在足底部位，腓長肌則與小趾外展肌下層相鄰。

2) 腓短肌（腓淺神經L4・L5・S1）

腓短肌（peroneus brevis，圖**4b**）始於腓骨外側面遠端1/2處，同腓長肌肌腱一起通過腓骨肌上支持帶處的外踝後方，最後附著於第五蹠骨粗隆。

表4 ● 小腿外側肌群

肌肉名	起點	附著	神經支配	功能
腓長肌	腓骨頭外側下面至近端1/2處	內側楔狀骨・第一蹠骨粗隆	腓淺神經 L4・L5・S1	踝關節：蹠屈・外翻 外側縱弓・橫弓：上提 第一蹠骨：屈曲（蹠屈）・固定於外翻方向（locking effect）
腓短肌	腓骨外側面遠端1/2處	第五蹠骨粗隆	腓淺神經 L4・L5・S1	踝關節：蹠屈・外展 外側縱弓：上提
第三腓骨肌	腓骨前表面至遠端1/3處	第五（四）蹠骨基部	腓深神經 L4・L5・S1	踝關節：背屈・外翻

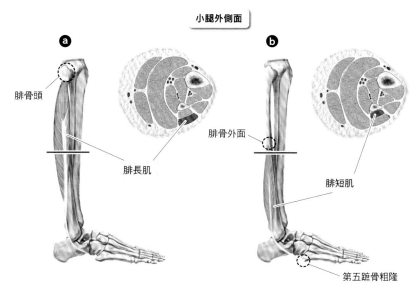

小腿外側面

ⓐ 腓骨頭　腓長肌

ⓑ 腓骨外面　腓短肌　第五蹠骨粗隆

圖4 ● 腓長・短肌的解剖構造

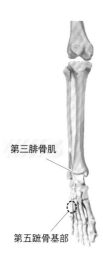

第三腓骨肌

第五蹠骨基部

圖5 ● 第三腓骨肌的解剖構造

　　腓短肌收縮可以使踝關節蹠屈 · 外展，另外還具有上提外側縱弓的功用。在距腓前韌帶斷裂案例中，能夠有效減少距骨內翻不穩定的情況發生[4]。

　　在小腿部位，腓短肌前側與伸趾長肌相鄰，後側與比目魚肌相鄰，表層與腓長肌 · 腓淺神經相鄰。

3)第三腓骨肌（腓深神經L4 · L5 · S1）

　　第三腓骨肌（peroneus tertius，**圖5**）始於腓骨遠端部1／3處的前表面，附著於第五（四）蹠骨基部。

　　第三腓骨肌收縮可以使踝關節蹠屈 · 外翻。

　　小腿部位，第三腓骨肌外側與腓長 · 短肌相鄰，內側與脛前肌相鄰，表層與小腿筋膜相鄰。

與臨床實踐的關係　　正常情況下，第三腓骨肌被認為是伸趾長肌的一部分，和伸趾長肌一樣對足部扭傷的受傷姿勢具有拮抗作用。但由於肌肉橫斷面積小，能否發揮拮抗肌功能值得商榷，另外有報告指出就算先天性欠缺這塊肌肉，也不會因此容易發生足部扭傷情況[7]。

表5 ● 足背肌肉

肌肉名	起點	附著	神經支配	功能
伸趾短肌	跟骨前側背面	第二～第四（五）中間趾骨背面	腓深神經 L4・L5・S1	第二～第四（五）趾的MTP關節・PIP關節：伸展
伸拇短肌	跟骨前側背面	第一中間趾骨背面	腓深神經 L4・L5・S1	第一趾的MTP關節：伸展

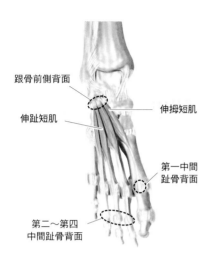

跟骨前側背面

伸拇短肌

伸趾短肌

第一中間趾骨背面

第二～第四中間趾骨背面

圖6 ● 伸趾短肌・伸拇短肌的解剖構造

5 足背肌群 （表5）

1）伸趾短肌（腓深神經L4・L5・S1）

伸趾短肌（extensor digitorum brevis，**圖6**）始於跟骨前側背面，附著於第二～第四（五）中間趾骨背面。

伸趾短肌收縮可以使第二～第四（五）趾的MTP關節・PIP關節伸展。伸趾短肌不受踝關節姿勢的影響，但會參與腳趾的伸展動作（DIP關節除外）。

在足部，伸趾短肌內側與伸拇短肌相鄰，表層與伸趾長肌相鄰，深層與各骨間背側肌相鄰。

2）伸拇短肌（腓深神經L4・L5・S1）

伸拇短肌（extensor hallucis brevis，**圖6**）始於跟骨前側背面，附著於第一中間趾骨背面。

伸拇短肌收縮可以使第一趾的MTP關節伸展。伸拇短肌不受踝關節姿勢的影響，但會參與拇趾的伸展動作（DIP關節除外）。

在足部，伸拇短肌外側與伸趾短肌相鄰，表層與伸趾長肌相鄰。

表6 ● 小腿外側肌群

肌肉名	起點	附著	神經支配	功能
屈趾短肌	跟骨粗隆內側突・足底筋膜	第二～第五中間趾骨基部	脛神經 L5・S1・S2	第二～第五趾的MTP關節・PIP關節：屈曲 內側縱弓・橫弓：上提
拇趾外展肌	跟骨粗隆內側突・屈肌支持帶・足底筋膜	第一近端趾骨基部	足底內側神經 S1・S2	第一趾的MTP關節：屈曲・外展 內側縱弓：上提
小趾外展肌	跟骨粗隆外側突・足底筋膜・第五蹠骨粗隆	第五近端趾骨基部	足底外側神經 S1・S2	第五趾的MTP關節：屈曲・外展

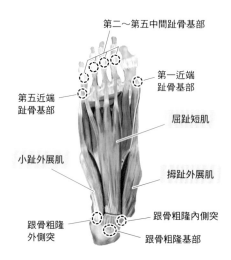

圖7 ● 屈趾短肌・拇趾外展肌・小趾外展肌的解剖構造

6 足底肌肉 (表6)

1）屈趾短肌（脛神經L5・S1・S2）

屈趾短肌（flexor digitorum brevis，圖7）始於跟骨粗隆內側及足底筋膜，行經足底筋膜下層並附著於第二～第五中間趾骨基部。

屈趾短肌收縮能使第二～第五趾的MTP關節、PIP關節屈曲。屈趾短肌不受踝關節姿勢的影響，但會參與腳趾的屈曲動作（DIP關節除外）。另外，還具有上提內側縱弓和橫弓的功用[8]。

足部，屈趾短肌內側與拇趾外展肌相鄰，表層與足底筋膜相鄰，深層與屈趾長肌肌腱相鄰。

2）拇趾外展肌（足底內側神經S1・S2）

拇趾外展肌（abductor hallucis，圖7）始於跟骨粗隆內側突・屈肌支持帶・足底筋膜，經內側種子骨附著於第一近端趾骨基部。

拇趾外展肌收縮可以使第一趾的MTP關節屈曲・外展。拇趾外展肌不受踝關節姿勢的影響，但會參與拇趾的屈曲動作（DIP關節除外）。另外，還具有上提內側縱弓的功用[8]。於拇趾向前推進時，發揮動態支撐結構功能[9]，並且抑制拇趾外翻情況持續惡化。

在足部，拇趾外展肌外側與屈趾短肌相鄰，表層與足底筋膜相鄰，深層與足底內・外側神經、脛後動脈相鄰。

3）小趾外展肌（足底外側神經S1・S2）

小趾外展肌（abductor digiti minimi，圖7）始於跟骨粗隆外側突・足底筋膜・第五蹠骨粗隆，附著於第五近端趾骨基部。

小趾外展肌收縮可以使第五趾的MTP關節屈曲・外展。小趾外展肌不受踝關節姿勢的影響，但會參與小趾的屈曲動作（DIP關節除外）。除了具有上提外側縱弓的功用，也會與拇趾外展肌共同參與抓握地板的動作。

在足部，小趾外展肌內側與屈小趾短肌（本書無收錄）相鄰。

◼ 引用文獻

1） Benjamin M, et al：Fibrocartilage associated with human tendons and their pulleys. J Anat, 187（Pt 3）：625-633, 1995

2） Benjamin M, et al：The skeletal attachment of tendons--tendon "entheses". Comp Biochem Physiol A Mol Integr Physiol, 133：931-945, 2002

3） Basmajian JV：The role of muscles in arch support of the foot：an electromyographic study. J Bone Joint Surg 45-A：1184-1190, 1963.

4） 高倉義典：メカニカルストレスと変形性関節症：変形性足関節症の病因—メカニカルストレスを中心に. 別冊整形外科, 53：19-24, 2008

5） Kaplan EB：Morpholoy and function of the muscle quadrates plantae. Bull Hosp Joint Dis 20：84-95, 1959.

6） Johnson CH & Christensen JC：Biomechanics of the first ray. Part I. The effects of peroneus longus function: a three-dimensional kinematic study on a cadaver model. J Foot Ankle Surg, 38：313-321, 1999

7） Witvrouw E, et al：The significance of peroneus tertius muscle in ankle injuries: a prospective study. Am J Sports Med, 34：1159-1163, 2006

8） Fiolkowski P, et al：Intrinsic pedal musculature support of the medial longitudinal arch: an electromyography study. J Foot Ankle Surg, 42：327-333, 2003

9） Wong YS：Influence of the abductor hallucis muscle on the medial arch of the foot: a kinematic and anatomical cadaver study. Foot Ankle Int, 28：617-620, 2007

4 神經解剖

行經下肢的神經與血管愈往遠端部位延伸，分支愈多，所以極為錯綜複雜。基本上，走行於深層的神經多為**運動神經（肌肉支）**，走行於表層的多為**感覺神經（皮支）**。前往踝關節·足部的神經主要是來自脛神經和腓總神經的分支。來自脛神經的皮支多分布於小腿後側與足底，肌肉支則多分布於屈肌群。而來自腓總神經的皮支多分布於小腿前側與足背，肌肉支則多分布於伸肌群。

1 坐骨神經

坐骨神經（sciatic nerve，**圖1**）由 L4·L5 和 S1-S3 匯集而成，脛神經（L4·L5·S1-S3）和腓總神經（common peroneal nerve：L4·L5·S1-S3）從梨狀肌下孔通過，藉由結締組織被囊的包覆，看似一條粗大神經，接著從臀部沿著大腿後側下行。在大腿近端部位從半膜肌與股二頭肌中間通過；在大腿遠端部位從腓腸肌內側頭與腓腸肌外側頭中間通過，然後分支為脛神經和腓總神經。坐骨神經支配小腿、踝關節、足部肌肉，也支配下肢內側面以外的大範圍皮膚感覺。

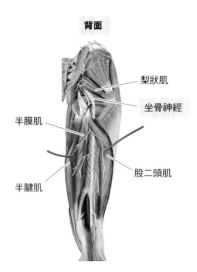

背面

梨狀肌

坐骨神經

半膜肌

股二頭肌

半腱肌

圖1 ● 坐骨神經走向

2 脛神經

脛神經（tibial nerve，**圖2**）和腓總神經分開後，垂直下行通過膕窩，分支成支配腓腸肌及其遠端部位的運動神經和感覺神經（**腓腸內側皮神經**）。之後，脛神經延伸至腓腸肌遠端，分出肌肉支至膕肌和蹠肌，另外也穿過比目魚肌腱弓上層，接著再分出肌肉支至比目魚肌。

另一方面，感覺神經的腓腸內側皮神經通過後側表淺腔室（腓腸肌外側頭與內側頭）表層，貫穿小腿筋膜後成為皮神經，支配小腿後面近端外側部位的感覺。發生於這個部位的陷套性神經病變容易誘發疼痛與麻木症狀。

腓腸內側皮神經和腓總神經發出的聯絡支會合後改稱為**腓腸神經**，主要支配小腿後面遠端外側部位的感覺。腓腸神經再另外分支成支配跟骨外側感覺的**跟外側支**和支配跟骨外側背部感覺的**足背外側皮神經**。

脛神經走行於小腿內側深層，分出肌肉支前往脛後肌、屈趾長肌、屈拇長肌，然後於內踝部位通過由**骨骼（距骨・跟骨）**與**軟組織**（表層・深層**屈肌支持帶**）圍繞的空間，這個部位稱為**近端跗骨隧道**（**圖3**，一般稱為跗骨隧道，但本書為了區別與遠端跗骨隧道的不同，刻意使用近端跗骨隧道這個名稱）。從內踝側依序和脛後肌肌腱、屈趾長肌肌腱、脛動靜脈、脛神經、屈拇長肌肌腱伴行。

脛神經發出**跟內側支**（S1・S2），主要支配足跟底部內側的皮膚感覺。除此之外，跟內側支的行經路線具有高度變異性，有些於通過屈肌支持帶下端之前就分支，有些則是貫穿屈肌支持帶後才分支。

脛神經通過屈肌支持帶下端後分叉為**足底內側神經**（L4・L5，以手部來說，好比是正中神經）和**足底外側神經**（S1・S2，以手部來說，好比是尺神經）（**圖2b**），之後在足底部位（距舟關節下附近）通過屈趾長肌肌腱・屈拇長肌肌腱（上）和拇趾外展肌（下）所圍繞形成的空間，這個部位稱為**遠端跗骨隧道**。

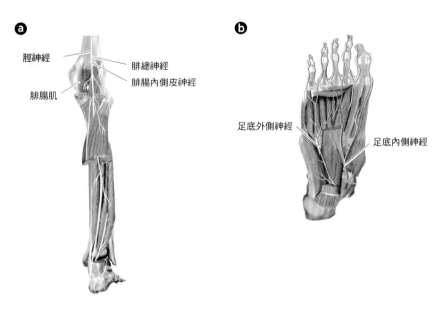

ⓐ

脛神經
腓總神經
腓腸內側皮神經
腓腸肌

ⓑ

足底外側神經
足底內側神經

圖2 ● 脛神經走向

與臨床實踐的關係 近端跗骨隧道的脛神經發生陷套性神經病變時，稱為**跗骨隧道症候群**；
遠端跗骨隧道的脛神經發生陷套性神經病變，稱為**遠端跗骨隧道症候群**，
容易誘發足底部的疼痛與麻木症狀。

　　足底內側神經的肌肉支支配拇趾運動，皮支支配足底內側至第一～第三趾·第四趾內側的
皮膚感覺（**趾足底總神經·趾足底固有神經**）。另一方面，足底外側神經的肌肉支支配小趾運
動，皮支支配足底外側至第四趾外側·第五趾的皮膚感覺（**趾足底總神經**）。

與臨床實踐的關係 在第三·四蹠骨頭間，通過蹠骨深橫韌帶及腱鞘間的趾足底總神經發生
陷套性神經病變時，稱為**莫頓氏神經瘤**（圖4），容易誘發前足區的疼痛與
麻木症狀[3]。行走時的足跟離地期由於負荷移動至前足區，容易對神經造成
壓迫力。這時若再加上足跟內旋步態（足跟向內側旋轉的現象），不僅造成
前足區扭轉，也會對神經施加扭轉壓力。當壓迫力和扭轉壓力一起出現，
就容易誘發莫頓氏神經瘤。

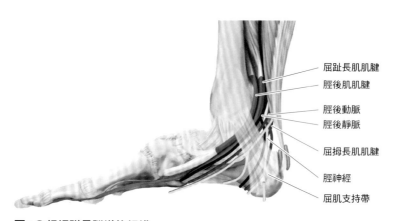

屈趾長肌肌腱
脛後肌肌腱
脛後動脈
脛後靜脈
屈拇長肌肌腱
脛神經
屈肌支持帶

圖3●行經跗骨隧道的組織

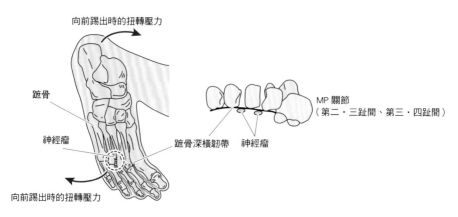

向前踢出時的扭轉壓力

蹠骨

神經瘤

向前踢出時的扭轉壓力

蹠骨深橫韌帶　神經瘤

MP 關節
（第二·三趾間、第三·四趾間）

圖4●莫頓氏神經瘤（Morton's neuroma）

3 腓總神經

腓總神經（common peroneal nerve，**圖5**）沿股二頭肌後緣表層往遠端延伸。腓總神經形成**腓淺神經**（感覺神經）和**腓深神經**（運動神經），另外也分出支配小腿近端外側面的腓腸外側神經（感覺神經）。**腓腸外側神經**和走行於小腿前方的分支、腓腸內側神經（來自脛神經的分支）會合成腓腸神經。**腓總神經**在腓長肌中分出兩條末梢分支，一為位於深層的**腓深神經**，從前方往遠端下行；一為位於表層的**腓淺神經**，從外側往遠端下行。

腓淺神經於腓長・短肌中間發出肌肉支到兩塊肌肉，同時也在經由腓骨肌和伸趾長肌之間通往遠端的途中發出皮支**足背內側皮神經**和**足背中間皮神經**，負責支配小腿前外側面至足部背面。腓總神經具有高度變異性，但無論哪一種情況，都會於貫穿前側腔室的近端或遠端後形成皮神經。

深腓神經通過小腿前肌間隔往前側下方下行，通過脛前肌肌腱和伸拇長肌肌腱之間並發出肌肉支至**脛前肌・伸趾長肌・伸拇長肌・第三腓骨肌**，之後再通過踝關節背側的**伸肌下支持帶**下層。這個由軟組織和舟狀骨・內側楔狀骨・中間楔狀骨・外側楔狀骨・骰骨所圍繞形成的空間稱為**前跗骨隧道**（**圖6**）。

與臨床實踐的關係 小腿前外側至足背發生陷套性神經病變時，稱為**腓淺神經病變**[4]，容易誘發同部位的疼痛與麻木症狀。前跗骨隧道發生陷套性神經病變，則稱為**前跗骨隧道症候群**，同樣容易誘發足背部疼痛與麻木症狀。

腓總神經於足背部位發出肌肉支至**伸趾短肌和伸拇短肌**後，形成**拇趾外側的趾背神經・第二趾內側的趾背神經**，另外也發出延伸至拇趾和食趾的皮支。

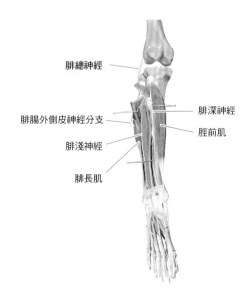

腓總神經
腓腸外側皮神經分支
腓淺神經
腓長肌
腓深神經
脛前肌

圖5 ● 腓總神經的走向

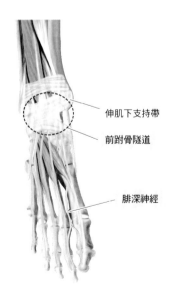

伸肌下支持帶
前跗骨隧道
腓深神經

圖6 ● 前跗骨隧道

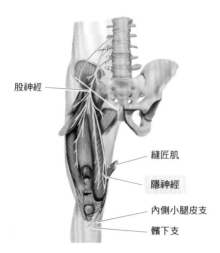

股神經

縫匠肌

隱神經

內側小腿皮支

髕下支

圖7 ● 隱神經走向

4 隱神經

　　隱神經（saphenous nerve，**圖7**）是股神經的皮支。在大腿遠端部位穿過縫匠肌後，分叉為支配膝蓋前側感覺的**髕下支**，以及支配小腿前側面・內側面至足部內側面，甚至拇趾背面感覺的**小腿內側皮支**。

■ 引用文獻

1）Govsa F, et al：Variations in the origin of the medial and inferior calcaneal nerves. Arch Orthop Trauma Surg, 126：6-14, 2006

2）Yang Y, et al：Fine dissection of the tarsal tunnel in 60 cases. Sci Rep, 7：46351, 2017

3）Morton TG：A Peculiar and Painful Affection of the Fourth Metatarso-Phalangeal Articulation. Am J Med Sci NS71：37-45, 1876

4）Styf J：Entrapment of the superficial peroneal nerve. Diagnosis and results of decompression. J Bone Joint Surg Br, 71：131-135, 1989

5）Marinacci AA：Neurological syndromes of the tarsal tunnels. Bull Los Angeles Neurol Soc, 33：90-100, 1968

5 肌腔室解剖

肌腔室（compartment，**圖1**）是由骨骼、筋膜、肌間隔等組織所圍繞形成的空間。因外傷或跑跳等劇烈運動造成腔室內浮腫、出血、軟組織腫脹，由於筋膜無法延展，導致腔室內壓力逐漸升高，進而使腔室內的肌肉、血管、神經受到壓迫，一旦血液循環受損，可能造成肌肉壞死或神經麻痺。這種情況稱為**腔室症候群**。

1 前腔室

前腔室（anterior compartment）由脛骨、腓骨與連接這兩者的小腿骨間膜、表層的小腿筋膜共同圍成。前腔室的肌群包含脛前肌、伸趾長肌、伸拇長肌、第三腓骨肌，另外有腓深神經和脛前動靜脈通過。

與臨床實踐的關係 在脛骨骨幹部骨折、腓骨骨幹部骨折等外傷或小腿向外傾斜（亦即膝內翻）個案中，不斷重覆跑跳動作的運動等容易誘發**前腔室症候群**。

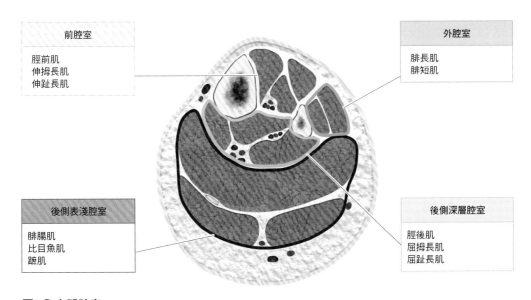

前腔室
脛前肌 伸拇長肌 伸趾長肌

外腔室
腓長肌 腓短肌

後側表淺腔室
腓腸肌 比目魚肌 蹠肌

後側深層腔室
脛後肌 屈拇長肌 屈趾長肌

圖1 ● 小腿腔室

2 外腔室

外腔室（lateral compartment）由腓骨、小腿前肌間隔、小腿後肌間隔、小腿筋膜共同圍成。外腔室的肌群包含腓長肌和腓短肌，另外有腓淺神經通過。

與臨床實踐的關係 在腓骨骨幹部骨折等外傷或後足區過度旋後病例中，不斷重覆跑跳動作的運動等容易誘發**外腔室症候群**。

3 後側表淺腔室

後側表淺腔室（posterior compartment superficial）由小腿筋膜、小腿後肌間隔、小腿橫肌間隔共同圍成。後側表淺腔室的肌群包含腓腸肌（內側頭・外側頭）、比目魚肌、蹠肌，另外有脛神經分支（支配腓腸肌和比目魚肌）通過。

與臨床實踐的關係 小腿後側部的跌打撞傷、小腿前傾的個案（承重時膝蓋略比足尖位於前方）中，不斷重覆跑跳動作的運動等容易誘發**後側表淺腔室症候群**。

4 後側深層腔室

後側深層腔室（posterior compartment deep）由脛骨、腓骨、小腿橫肌間隔、小腿骨間膜共同圍成。後側深層腔室的肌群包含脛後肌、屈趾長肌、屈拇長肌，另外有脛神經、脛後動脈、腓動靜脈通過。

與臨床實踐的關係 在脛骨骨幹部骨折、腓骨骨幹部骨折等外傷或後足區過度旋前個案中，不斷重覆跑跳動作的運動等容易誘發**後側深層腔室症候群**。

6 脂肪墊功能解剖

脂肪墊（fat pad，圖1）具有協助關節內減壓、吸收撞擊力等多項功能。雖然是高度柔軟的組織，卻也容易因為外傷或退化而失去柔軟性，進而誘發嚴重疼痛症狀。

1 距骨前脂肪墊

距骨前脂肪墊（pretalar fat pad）是位於前關節囊與伸肌肌腱之間的脂肪墊。踝關節蹠屈時，脛骨下端與距骨頸部接觸，多虧這塊脂肪墊才得以緩和壓力造成的刺激。另一方面，脂肪墊與脛骨前肌肌腱、伸趾長肌肌腱、伸拇長肌肌腱銜接在一起，所以踝關節背屈時，脂肪墊被拉往近端而浮現於表層（伸肌支持帶）；而踝關節蹠屈時，脂肪墊則因為被拉往遠端而陷入深層（距骨側）。

與臨床實踐的關係 踝關節腳踝骨折（請參考附錄1）或遠端脛骨天花板骨折（plafond fracture，請參考附錄3）的情況下，距骨前脂肪墊容易與脛前肌肌腱、伸趾長肌肌腱、伸拇長肌肌腱沾黏在一起且形成疤痕。

2 Kager's 脂肪墊

Kager's 脂肪墊（Kager's fat pad）是位於阿基里斯腱和屈拇長肌之間的脂肪組織。Kager's 脂肪墊分為三個部分，靠近阿基里斯腱側的阿基里斯腱區域（achilles associated part）、靠近

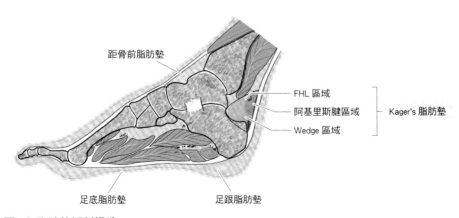

距骨前脂肪墊

FHL 區域
阿基里斯腱區域　} Kager's 脂肪墊
Wedge 區域

足底脂肪墊　　足跟脂肪墊

圖1 ● 脂肪墊解剖構造

屈拇長肌側的FHL區域（flexor hallucis associated part），以及位於最遠端的Wedge區域（retrocalcaneal wedge）[1]。足底著地狀態下施加負荷於前足區時，由於阿基里斯腱與跟骨相連，這塊脂肪墊的存在有助於間接緩和壓力造成的刺激。

　　踝關節背屈時，阿基里斯腱與屈拇長肌向遠端方向移動，這塊脂肪墊也跟著往近端移位。阿基里斯腱區域朝近端移動，FHL區域相對朝遠端移動，Wedge區域則陷入跟骨粗隆與阿基里斯腱之間。

與臨床實踐的關係 **阿基里斯腱斷裂**時，阿基里斯腱區域和Wedge區域的脂肪墊容易產生沾黏且形成疤痕；踝關節腳踝部骨折（請參考附錄1）或遠端脛骨天花板骨折（請參考附錄3）病例中，則是FHL區域和Wedge區域的脂肪墊容易產生沾黏且形成疤痕。

3　足跟部脂肪墊

　　足跟脂肪墊（calcaneal fat pad）是一層位於足跟底部的厚脂肪組織。深層部位與足底筋膜緊密結合，表層部位與皮膚相連，呈蜂巢狀結構，好比是天然避震器。足跟脂肪墊的功用是在足底著地期至站立中期時，吸收與分散施加於足底的負荷。

與臨床實踐的關係 長距離行走或跑步等過度負荷，或者足部骨折後長期固定帶來的免負重狀態，都可能造成足跟脂肪墊或足底脂肪墊萎縮變硬。在這種情況下，吸收和分散承重的功能降低容易導致足底筋膜的負擔增加[2]。

4　足底脂肪墊

　　足底脂肪墊（plantar fat pad）是一層位於足跟脂肪墊前方的厚脂肪組織。足底脂肪墊的功用是在足底著地期至站立中期時，吸收與分散施加於足底的負荷。

引用文獻

1）Theobald P, et al：The functional anatomy of Kager's fat pad in relation to retrocalcaneal problems and other hindfoot disorders. J Anat, 208：91-97, 2006

2）Spears IR, et al：The effect of loading conditions on stress in the barefooted heel pad. Med Sci Sports Exerc, 37：1030-1036, 2005

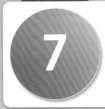

7 韌帶・關節囊功能解剖

踝關節韌帶圍繞於前方和後方，以及外側與內側。前方韌帶於蹠屈（屈曲）時緊繃、後方韌帶於背屈（伸展）時緊繃、外側韌帶於內收（內翻）時緊繃，而內側韌帶則於外展（外翻）時緊繃。足底韌帶圍繞於背側與底側，部分位於骨間。背側韌帶於蹠屈（屈曲）時緊繃，底側韌帶於背屈（伸展）時緊繃，骨間韌帶等則於所有動作的最大角度時緊繃。

內側關節囊連接脛距前韌帶・脛距後韌帶，外側關節囊連接距腓前韌帶・距腓後韌帶。踝關節背屈時，後側關節囊變緊繃；蹠屈時，前方關節囊變緊繃；內翻時，外側關節囊變緊繃；外翻時，內側關節囊變緊繃，進一步提高踝關節的穩定性與支撐性。

1 腓骨頭韌帶

腓骨頭韌帶分為腓骨頭前韌帶和腓骨頭後韌帶。這些韌帶共同參與脛腓關節的穩定性與支撐性。小腿外轉時帶動腓骨頭一起外轉，這時候腓骨頭前韌帶變緊繃。另一方面，小腿內轉時帶動腓骨頭一起內轉，這時候換成腓骨頭後韌帶變緊繃。

2 脛腓韌帶

脛腓韌帶（圖1）分為**脛腓前韌帶**（anterior tibiofibular ligament）和**脛腓後韌帶**（posterior tibiofibular ligament）。其中脛腓前韌帶非常厚，也因為只具有一點點伸展性，對脛腓關節的穩定性與支撐性有極大貢獻。

踝關節背屈時，腓骨和脛骨產生生理性分離，這時緊繃的脛腓韌帶會抬起腓骨，也讓韌帶本身呈水平狀態。另一方面，踝關節蹠屈時，屈拇長肌和脛後肌的牽張力將腓骨向下壓，這時腓骨靠近脛骨，也讓韌帶本身呈垂直狀態。也就是說，腓骨運動主要受到**脛腓韌帶緊繃**的影響。踝關節外展同時帶動腓骨外轉[1]，促使脛腓前韌帶變緊繃。而踝關節內收同時帶動腓骨內轉[2]，促使脛腓後韌帶變緊繃。

※1　踝關節外展和腓骨外轉是同方向運動。
※2　踝關節內收和腓骨內轉是同方向運動。

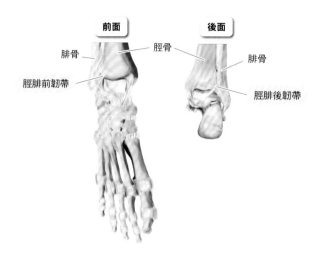

前面　　　　　　　後面

腓骨　　　脛骨　　　　　　　　腓骨

脛腓前韌帶　　　　　　　　　　　　脛腓後韌帶

圖1 ● 脛腓前韌帶‧脛腓後韌帶的解剖構造

3　外側韌帶

　　外側韌帶（**圖2**）由三個部分組成，包括距腓前韌帶（anterior talofibular ligament）、跟腓韌帶（calcaneofibular ligament）、距腓後韌帶（posterior talofibular ligament）。

　　距腓前韌帶從外踝前緣延伸至距骨頸外側部。分為近端又粗又強韌的superior band和遠端較細的inferior band。但纖維束的數量會因變異情況而有差異。這條韌帶的功用是控制踝關節的蹠屈與內翻動作。

　　跟腓韌帶始於外踝前緣、下緣與距腓前韌帶的inferior band，通過腓長‧短肌肌腱下層後，以擴散方式附著於跟骨外側面。跟腓韌帶比距腓前韌帶具有厚度，主要功用是控制踝關節的輕度背屈與內翻動作。

　　距腓後韌帶從外踝前下緣內側延伸至阿基里斯腱深層的距骨後突外側結節。這條韌帶的功用是控制踝關節的背屈與內翻動作。

與臨床實踐的關係　多數踝關節扭傷都是源自距腓前韌帶損傷[1]，修復後依舊容易發生沾黏‧疤痕化、殘留疼痛等現象。約20%的距腓前韌帶損傷會合併跟腓韌帶撕裂[2]，但距腓後韌帶撕裂的情況則較為罕見。

4　三角韌帶

　　三角韌帶（deltoid ligament，**圖3**）分成四個部分，包含脛舟部、脛距前部、脛跟部和脛距後部。脛舟部和脛跟部屬於**表層纖維**，脛距前部和脛距後部屬於**深層纖維**。這條韌帶厚而強健，呈三角形分布，是穩定踝關節內側的重要支撐結構[3]。

　　脛舟部從內踝前下緣的表層延伸至舟狀骨；**脛距前部**從內踝前下緣的深層延伸至距骨頸內側。這些韌帶的功用是控制踝關節的蹠屈與外翻動作。

　　脛跟部從內踝下緣延伸至跟骨的載距突。這條韌帶的功用是控制踝關節的外翻動作。

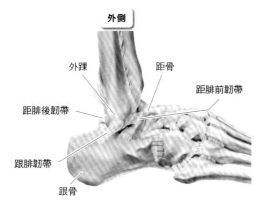

外側

外踝　　距骨

距腓前韌帶

距腓後韌帶

跟腓韌帶

跟骨

圖2 ● 外側韌帶的解剖構造

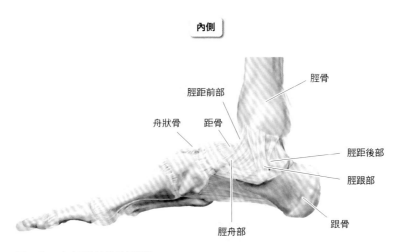

內側

脛距前部　　脛骨

舟狀骨　　距骨

脛距後部

脛跟部

脛舟部

跟骨

圖3 ● 三角韌帶的解剖構造

　　脛距後部從內踝後下緣延伸至距骨後突的內側結節和內側邊。這條韌帶的功用是控制踝關節的背屈與外翻動作。

與臨床實踐的關係 脛跟部通過脛後肌肌腱深層，因**三角韌帶損傷**〔Lauge-Hansen分類之PER的I型以上、PA的I型以上、SER的IV型（未伴隨內踝骨折）〕而容易造成脛跟部和脛距後部之間產生沾黏・疤痕化、殘留疼痛等現象。

◎ 引用文獻

1）Ferran NA, et al：Ankle instability. Sports Med Arthrosc Rev, 17：139-145, 2009

2）Klenerman L：The management of sprained ankle. J Bone Joint Surg Br, 80：11-12, 1998

3）Rasmussen O, et al：Deltoid ligament. Functional analysis of the medial collateral ligamentous apparatus of the ankle joint. Acta Orthop Scand, 54：36-44, 1983

8 滑囊功能解剖

滑囊（bursa）存在於肌腱和皮膚等容易與骨骼產生摩擦的部位。滑囊能夠使肌腱活動順暢，然而某些因素造成滑囊沾黏・疤痕化後，容易因此誘發嚴重的疼痛症狀。

1 外踝皮下滑囊

外踝皮下滑囊（lateral malleolus subcutaneous bursa，圖1）是位於外踝和皮膚之間的滑囊。這個部位因外傷等引起發炎的話，從外觀上即可明顯看出腫脹與發紅症狀。但如果演變成慢性發炎，除了產生沾黏・疤痕化現象，最終恐導致滑囊活動受到阻礙。

與臨床實踐的關係 包覆內外踝的鞋子若造成小腿向外傾斜，不僅會壓迫外踝皮下滑囊，還會因為踝關節反覆運動產生的摩擦與剪力而引起發炎，最終導致活動受到阻礙。

2 內踝皮下滑囊

內踝皮下滑囊（medial malleolus subcutaneous bursa，圖1）是位於內踝和皮膚之間的滑囊。這個部位因外傷等引起發炎的話，從外觀上即可明顯看出腫脹與發紅症狀。但如果演變成慢性發炎，除了產生沾黏・疤痕化現象，最終恐導致滑囊活動受到阻礙。

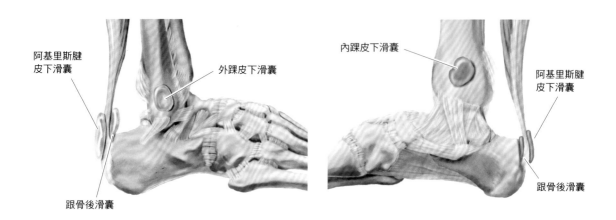

阿基里斯腱皮下滑囊　　　　外踝皮下滑囊　　　　內踝皮下滑囊　　　　阿基里斯腱皮下滑囊

跟骨後滑囊　　　　跟骨後滑囊

圖1 ● 皮下滑囊的解剖構造

與臨床實踐的關係 包覆內外踝的鞋子如果造成小腿向內傾斜，不僅會壓迫內踝皮下滑囊，還會因為踝關節反覆運動產生的摩擦與剪力而引起發炎，最終導致活動受到阻礙。

3 阿基里斯腱皮下滑囊

阿基里斯腱皮下滑囊（retro-achilles tendon bursa，圖1）是位於阿基里斯腱和皮膚之間的滑囊。這個部位因外傷等引起發炎的話，從外觀上即可明顯看出腫脹與發紅症狀。但如果演變成慢性發炎，除了產生沾黏・疤痕化現象，最終恐導致滑囊活動受到阻礙。

與臨床實踐的關係 包覆阿基里斯腱的鞋子如果不合腳（前方空間不滿1cm），不僅同個部位會持續受到壓迫，若再加上小腿部位因反覆向外・向內傾斜產生摩擦與剪力，還會進一步引起發炎，最終導致活動受到阻礙。這就是我們常說的摩擦性水皰，這個部位的發生機率較外踝皮下滑囊炎或內踝皮下滑囊炎來得高。

4 跟骨後滑囊

跟骨後滑囊（retro calcaneal bursa，圖1）是位於阿基里斯腱和跟骨之間的滑囊。踝關節蹠屈時，Kager's脂肪墊的wedge區域陷入阿基里斯腱與跟骨之間的跟骨後滑囊裡，而踝關節背屈時，又再次從阿基里斯腱和跟骨間被推出來。

與臨床實踐的關係 小腿三頭肌和足底筋膜較為僵硬的情況下，就算施加重量於前方，跟骨也不會產生蹠屈動作，然而這會導致阿基里斯腱和跟骨間的壓力上升。這時若再加上後足區過度旋前或過度旋後產生摩擦與剪力，可能會進一步引起跟骨後滑囊發炎，最終導致活動受到阻礙。

第1章的參考文獻

- 「運動療法のための機能解剖学的触診技術 下肢・体幹 改訂第2版」（林　典雄/著，青木隆明/監），メジカルビュー社，2012
- 「運動療法のための運動器超音波機能解剖 拘縮治療とその接点」（林　典雄/著，杉本勝正/監），文光堂，2015
- 「入谷式足底板」（入谷　誠/著），運動と医学の出版社，2011
- 「分冊 解剖学アトラスI 第6版」（Platzer W/著，平田幸男/訳），文光堂，2011
- 「プロメテウス解剖学アトラス 解剖学総論／運動器系」（Schünke M/著，坂井建雄・松村讓兒/訳），医学書院，2017
- 「DVDで動きがわかる モーション解剖アトラス 下肢・骨盤」（青木光広・鈴木大輔/編，山下俊彦/監），メジカルビュー社，2009
- 「ネッター解剖学アトラス 原書第6版」（Netter FR/著，相磯貞和/訳），南江堂，2016
- 「骨折の機能解剖学的運動療法 総論・上肢」（松本正知/著，青木隆明・林　典雄/監），中外医学社，2015
- 「骨折の機能解剖学的運動療法 体幹・下肢」（松本正知/著，青木隆明・林　典雄/監），中外医学社，2015

第2章
理解疼痛與活動範圍受限的
基本知識

動力鏈運動與足弓構造

Point

● 足部承載重量時產生動力鏈運動。

● 足部內在肌群和跗骨的韌帶在支撐足弓方面占有一席重要地位。

● 足骨排列脫序引發下肢障礙。

1 前言

　　下肢承載重量時，足部接收的地面反作用力引起下肢的動力鏈運動，然後進一步傳遞至骨盆和軀幹。這種情況稱為**上行性動力鏈運動**。另一方面，骨盆和軀幹產生的動力鏈傳遞至足部，則稱為**下行性動力鏈運動**。也就是說，足部的機能障礙可能引起踝關節、膝關節、髖關節、骨盆・脊椎病變；相反的，膝關節、髖關節、骨盆・脊椎的機能障礙也可能引起踝關節・足部病變。

2 動力鏈運動與臨床實踐間的關係

　　下肢承載重量時，小腿・踝關節・足部產生動力鏈運動（圖1）。以下記載內容並非絕對，只是臨床實踐中經常發生的情況，提供給各位讀者作為參考。

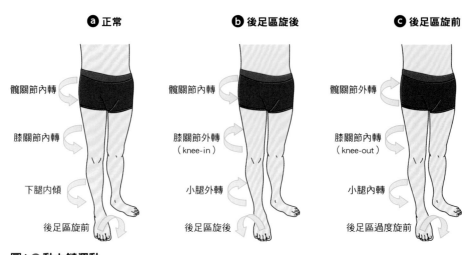

圖1 ● 動力鏈運動

小腿動作是在相對於大腿的水平面上進行外轉・內轉運動。正常情況下，小腿外轉時，大腿相對進行內轉運動，形成knee in toe out姿勢。而小腿內轉時，大腿相對進行外轉運動，形成knee out toe in姿勢。另一方面，當小腿直立於地板上，於冠狀面上進行外傾・內傾運動時，小腿向外側傾斜，大腿相對向內側傾斜，形成knee out toe in姿勢；相反的，小腿向內側傾斜，大腿則相對向外側傾斜，形成knee in toe out姿勢。

至於踝關節動作，則是於矢狀面上進行背屈・蹠屈運動。踝關節背屈角度不足，代表足部蹠屈攣縮；而踝關節過度背屈，則表示足部過度鬆弛。在冠狀面上進行外翻・內翻運動時，踝關節外翻通常會伴隨後足區過度旋前，而踝關節內翻則通常會伴隨後足區過度旋後。至於在水平面上進行外展・內收運動時，踝關節外展會伴隨小腿外轉，而踝關節內收則會伴隨小腿內轉。

對初學者而言，這個概念不太容易理解，但大家可以嘗試將手掌擺在桌上，實際操作一遍並仔細觀察。將手想像成足部，腕關節是踝關節，前臂是小腿，上臂是大腿。

若想了解後足區的動作，可以觀察冠狀面上的旋前・旋後運動，但畢竟是動力鏈運動的中心，必須同時觀察對中足區和小腿各自產生的影響。針對中足區，仔細觀察隨承重而來的衝擊力緩衝作用；針對前足區，仔細觀察朝拇趾移動的重心軌跡和拇趾向前推蹬的動作。舉例來說，以拇趾向前推蹬時，腳跟若朝向內側（後腳跟內旋步態），很可能真正進行推蹬動作的不是拇趾，而是其他腳趾。

在下行性動力鏈運動中，可以仔細觀察髖關節運動，應該會發現髖關節運動通常會帶動後足區跟著一起動。

3 動力鏈運動對踝關節・足部的影響

疑似橫跨數個關節發生機能障礙時，建議優先針對非相鄰關節或受損關節鄰近側進行治療。舉例來說，膝關節出現機能障礙時，應該優先治療膝關節以外的承重關節－踝關節，接著治療髖關節。

雖然腳跟著地後才產生動力鏈運動，但足底著地期和推進時應該會產生極大的負重應力，因此足跟離地期才是動力鏈運動發揮最大作用的時候。除此之外，足跟離地期也是觀察後腳跟內旋步態的最佳時機。

1）膝關節影響足部運動時

1 膝外翻對足底著地期的影響

雙腿伸直併攏時，雙膝內上髁會緊靠在一起，但雙足內踝分離無法靠攏的情況稱為膝外翻。

膝外翻病例中，多半是承重使小腿向內側傾斜，使踝關節呈外翻姿勢。這種情況下，行經踝關節內側的組織伸展，行經踝關節外側的組織短縮，須同時針對膝關節疾病進行評估與治療。

2 膝內翻對足底著地期的影響

下肢直立併攏時，雙足內踝會緊靠在一起，但雙膝內上髁分離無法靠攏的情況稱為膝內翻。

膝內翻病例中，多半是承重使小腿向外側傾斜，使踝關節呈內翻姿勢。在這種情況下，行經

踝關節外側的組織伸展，行經踝關節內側的組織短縮，必須同時針對膝關節疾病進行評估與治療。

2) 髖關節影響足部運動時

◪ 裘馨氏步態對足底著地期的影響

裘馨氏步態是指在步態週期的站立期階段，站立腳往軀幹側屈的步行方式。裘馨氏步態病例中，多數情況是承重時膝關節外翻，踝關節也跟著外翻。在這種情況下，行經踝關節內側的組織伸展，行經踝關節外側的組織短縮。這類病患經常有臀中肌無力，髖關節內收受到限制（0度）的現象，必須同時針對髖關節疾病進行評估與治療。

◪ 特倫伯氏步態對足底著地期的影響

特倫伯氏步態是指在步態週期的站立期階段，擺動腳側的骨盆向健側下傾。特倫伯氏步態病例中，多數情況是承重時膝關節內翻，踝關節也跟著內翻。在這種情況下，行經踝關節外側的組織伸展，行經踝關節內側的組織短縮。這類病患經常有臀中肌無力現象，必須同時針對髖關節疾病進行評估與治療。

關於膝關節與髖關節的詳細評估與治療，請參考其他相關書籍。

4 足弓構造與臨床實踐間的關係

足弓構造分為內側縱弓、外側縱弓和橫弓。

內側縱弓由跟骨、距骨、舟狀骨、內側楔狀骨、第一蹠骨構成。橫跨的各關節活動性高且有較佳柔軟性，主要功能為行走時的緩衝與避震。**外側縱弓**由跟骨、骰骨、第五蹠骨構成。相較於內側縱弓，由於橫跨的各關節活動性差且剛性佳，主要功能並非緩衝，而是維持姿勢與支撐負重。最後是**橫弓**，透過平衡剛性與柔軟性，於行走時提高推蹬足部的推進力。

足部承載重量時，這些足弓負責支撐體重。站立狀態下，以跟骨粗隆、第一蹠骨頭、第五蹠骨頭為支點，三點連接起來形成一個等腰三角形。跟骨粗隆（後足區）承載2/3的重量，第一蹠骨頭・第五蹠骨頭（前足區）承載1/3的重量。也就是說，足部功能障礙最常發生在承載重量的跟骨（後足區）處，我們必須具備足夠的跟骨相關知識。

接下來，我將為大家說明足弓的形成，以及附著於跟骨的各種組織。

1) 足部內在肌群

足部內在肌群（**圖2**）即使在靜止狀態下也會維持適度張力，但承重時隨生理性伸展而促使肌肉張力增強，給予骨骼・關節動態性支持。但肌肉具有容易疲勞的特性，要長時間維持高度肌肉張力並不容易[1]。一旦足部承受過度負荷，骨骼・關節的穩定性與支撐性將逐漸下降。足弓於上提狀態下，足部內收肌群幫助維持甚至再將足弓往上提，但足弓一旦塌陷，這項功能便無法充分發揮。基於這樣的緣故，足弓太低或足弓扁平時，肌肉再怎麼用力收縮，也無法向上提起足弓。

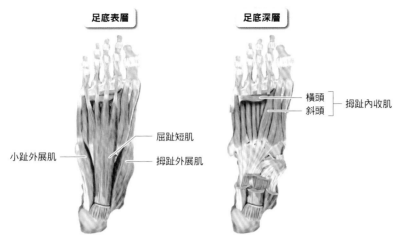

| 足底表層 | 足底深層 |

横頭
斜頭 } 拇趾內收肌

小趾外展肌

屈趾短肌

拇趾外展肌

圖2●足部內收肌的解剖構造

　　除了下記肌肉外，支撐足弓的肌肉還包含屈拇短肌、小趾屈肌、蚓狀肌、骨間背側・掌側肌等。另外，拇趾內收肌雖然沒有附著於跟骨，但這塊肌肉非常重要，下方將一併進行解說。

1 屈趾短肌

　　屈趾短肌始於**跟骨粗隆內側**・足底筋膜，附著於第二～第五中間趾骨基部。這條肌肉與足弓上提、足底筋膜的緊繃有密不可分的關係，主要作用為吸收・分散負重，同時也具有輔助支撐足弓（內側縱弓・外側縱弓・橫弓）的功用。

2 拇趾外展肌

　　拇趾外展肌始於**跟骨粗隆內側突**・足底筋膜，附著於內側種子骨・第一近端趾骨基部內側。這條肌肉與內側縱弓上提、足底筋膜的緊繃有密不可分的關係，主要作用為吸收・分散負重。

3 小趾外展肌

　　小趾外展肌始於**跟骨粗隆外側突**・足底筋膜・第五蹠骨粗隆，附著於第五近端趾骨基部。這條肌肉與外側縱弓上提、足底筋膜的緊繃有密不可分的關係，主要作用為吸收・分散負重。

4 拇趾內收肌

　　拇趾內收肌**斜頭**始於外側楔狀骨・骰骨・第二～第四蹠骨基部的底面，**橫頭**始於第三～第五MTP關節的關節囊，兩者會合後經外側種子骨附著於第一MTP關節的關節囊・第一近端趾骨底面。這條肌肉是上提橫弓的重要大功臣（圖3）。另一方面，在拇趾外翻情況中，這條肌肉短縮會助長外翻角度變大（圖4）。

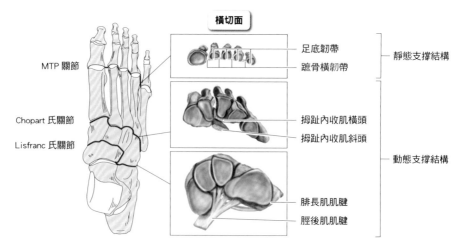

圖3 ● 橫弓的支撐結構

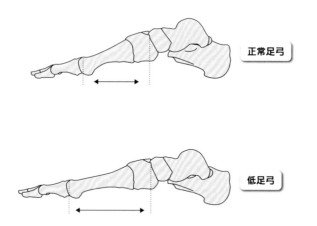

圖4 ● 拇趾內收肌相對縮短
足弓下降時，足部長度變長，因此拇趾內收肌的長度會相對不足（短縮），並非肌肉真的縮短。

2) 附著於跗骨的韌帶

韌帶被拉長的過程中，緊繃度不會有太大改變，但在關節活動最終角度時，緊繃度最為顯著。足部承載重量導致足弓下降，但藉由位於足底側且連接跗骨的韌帶（跟舟足底韌帶、足底長韌帶等，圖5）給予結構性支撐以避免足弓過度下沉。然而韌帶受損或持續施加負荷而變鬆弛（伸長・elongation）的情況下，當足部再次承載重量，韌帶將無法適度緊繃，也無法發揮支撐效果而致使足弓向下沉。

▇ 足底筋膜

在吸收・分散足底部承重的足跟脂肪墊和足底脂肪墊深層，有緊密固著於跟骨粗隆**和腳趾的**厚實筋膜組織，稱為**足底筋膜**（足底腱膜）（圖6）。足底筋膜除了縱向纖維外，還有橫向纖維的補強以支撐內側縱弓和橫弓。在足部靜態支撐結構中，足底筋膜約有79.5％的貢獻度[2,3]。

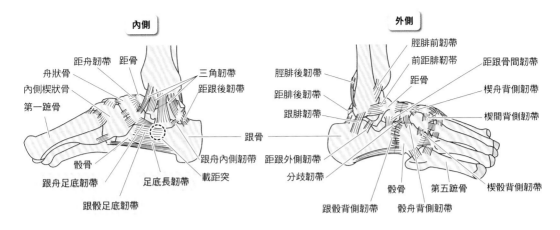

圖5●足部韌帶的解剖構造

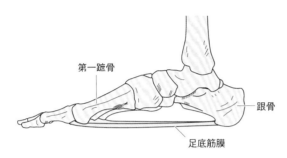

圖6●足底腱膜

② 跟骰足底韌帶

跟骰足底韌帶分為**足底長韌帶**和**足底短韌帶**（圖5）。足底長韌帶始於**跟骨粗隆底面**，附著於骰骨粗隆（深層纖維）和第三～第五蹠骨基部（表層纖維），主要功用是支撐外側縱弓。足底短韌帶始於**跟骨前結節**，附著於骰骨下方，同樣具有支撐外側縱弓的功用。在足部靜態支撐結構中，足底長韌帶和足底短韌帶約有12.5%的貢獻度[2,3]。

③ 跟舟足底韌帶

跟舟足底韌帶（彈簧韌帶）始於跟骨載距突與前・中距骨關節面，附著於舟狀骨結節・舟狀骨上內側面。除了抑制舟狀骨下降（相對於距骨），同時也支撐內側縱弓[4]。

即便切除這條韌帶，也無法提高脛後肌的活動性[5]。除此之外，就算提高脛後肌張力，對這條韌帶也不具代償作用[6]。在足部靜態支撐結構中，跟舟足底韌帶約有非常少的8%貢獻度[2,3]。但跟舟足底韌帶負責支撐內側縱弓的主要角色－舟狀骨，所以是一條非常重要的韌帶。

1）步態週期中的足弓功能

■1 足跟著地期

　　行走中的足跟著地期，後足區以內翻姿勢接觸地面。**後足區內翻**指的是**距下關節的旋後運動**。距下關節旋後使Chopart氏關節的活動性變差，足部變僵硬（請嘗試用自己的腳進行確認）。透過這個功能使足部做好穩定接觸地面的準備。

　　另一方面，足跟若在距下關節旋後不足或旋前姿勢狀態下著地，上行性動力鏈運動會強制小腿內轉。而足跟若在距下關節過度旋後狀態下著地，上行性動力鏈運動則會強制小腿外轉（請參考■1）。

■2 足底著地期～站立中期

　　從足底著地期至站立中期，後足區呈外翻姿勢。**後足區外翻**指的是**距下關節的旋前運動**。距下關節旋前使Chopart氏關節的活動性變大，足部變柔軟。透過這個功能使足部能夠吸收・分散負重。

　　另一方面，足底若在距下關節過度旋前狀態下著地，內側縱弓會過度下沉，無法充分發揮吸收・分散負重功用。而足底若在距下關節過度旋後狀態下著地，由於外側縱弓無法確實吸收・分散負重，導致重量全部集中在前方。除了本身原本的功用，前足區若必須再幫忙分擔吸收・分散負重，過大負荷恐容易誘發拇趾外翻、拇趾僵直、前足區疼痛、莫頓氏神經瘤等足部功能障礙。臨床上負責前足區功能障礙的患者時，治療師往往只將重點擺在強化足部內在肌群與足弓支撐上，但在治療的準備階段，也請務必確認後足區是否保有充分的活動範圍。

■3 足跟離地期～足底離地期

　　足跟離地期階段，腳趾的MTP關節伸展，並在足底筋膜的牽張力作用下，距下關節旋後並向上捲起。這時足弓上提且變僵硬，透過向前推進可以輕易獲得地面反作用力，這稱為**絞盤機制**（圖7）。另一方面，內側縱弓和橫弓下降時，拇趾和腳趾進行伸展（背屈）運動（蹠骨基部向地面靠近），也因為距下關節旋前的關係，足部不會變僵硬。假設絞盤機制未能發揮作用而使足弓變高，容易變成腳趾而非拇趾蹬地向前推進，最終演變成後腳跟內旋步態（從後方觀察時，腳跟有內旋現象）。

　　踝關節・足部疼痛多半發生在行走時，從足弓構造與臨床實踐間的關係去思考，對評估與治療來說非常重要。

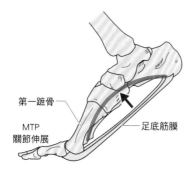

第一蹠骨　
MTP
關節伸展　　　　足底筋膜

圖7 ● 絞盤機制

表1 ● 足部錯位與疾病組合

足部錯位	原因	疾病
膝關節內翻・ 小腿內轉	牽引力	・髂脛束摩擦症候群
踝關節過度背屈	夾擠（接觸壓力）	・踝關節前側夾擠 ・前跗骨隧道症候群
	牽引力	・阿基里斯腱撕裂 ・足底筋膜炎 ・Sever病（跟骨骨骺炎）
踝關節過度蹠屈	夾擠	・屈拇長肌肌腱炎 ・附生三角骨症候群
距下關節過度旋後	扭轉力	・脛前疼痛
	牽引力	・腓骨肌肌腱脫位 ・腓骨肌肌腱損傷 ・跗骨竇症候群 ・第五蹠骨粗隆部骨折
	扭轉力	・Jones骨折
距下關節過度旋前	牽引力	・脛前疼痛 ・跗骨隧道症候群 ・屈拇長肌肌腱炎
內側縱弓過低	牽引力	・跗骨隧道症候群（近端・遠端） ・足底筋膜炎 ・副舟狀骨症候群
外側縱弓過低	牽引力	・腓骨肌肌腱損傷
前足區足弓過低	扭轉力 壓迫力	・前足區疼痛 ・莫頓氏神經瘤
	扭轉力	・蹠骨疲勞性骨折
拇趾MTP關節過度伸 展（蹠屈）	牽引力	・拇趾外翻
	夾擠	・拇趾僵直

理解疼痛與活動範圍受限的基本知識

2）足部錯位及其引起的疾病

足部錯位與疾病組合如**表1**所示。

引用文獻

1) Headlee DL, et al：Fatigue of the plantar intrinsic foot muscles increases navicular drop. J Electromyogr Kinesiol, 18：420-425, 2008

2) Iaquinto JM & Wayne JS：Computational model of the lower leg and foot/ankle complex: application to arch stability. J Biomech Eng, 132：021009, 2010

3) Huang CK, et al：Biomechanical evaluation of longitudinal arch stability. Foot Ankle, 14：353-357, 1993

4) Kitaoka HB, et al：Stability of the arch of the foot. Foot Ankle Int, 18：644-648, 1997

5) Imhauser CW, et al：The effect of posterior tibialis tendon dysfunction on the plantar pressure characteristics and the kinematics of the arch and the hindfoot. Clin Biomech (Bristol, Avon), 19：161-169, 2004

6) Jennings MM & Christensen JC：The effects of sectioning the spring ligament on rearfoot stability and posterior tibial tendon efficiency. J Foot Ankle Surg, 47：219-224, 2008

2 發炎期病狀

Point

● 損傷組織的修復過程中，發炎占有一席重要地位。

● 發炎後，組織狀態隨時間經過而改變。

● 2～4個星期形成沾黏・疤痕

　　軟組織受損使細胞壞死時，體內產生緩激肽、組織胺、ATP等化學物質。緩激肽是一種發炎介質，也是一種眾所皆知的強力致痛物質（**疼痛**）。除此之外，緩激肽具有血管擴張效果，容易引起發炎部位的動脈性充血（**發紅**）與溫度上升（**發熱**）（**圖1**）。甚至還會造成微血管通透性增加，當血漿成分滲透至血管外並產生聚積狀態，就會導致局部水腫。血漿成分中含有像是糊糊般可以修復損傷組織的纖維蛋白原，以及具有吞噬壞死細胞效果的巨噬細胞。水腫會阻礙組織間的活動，進而造成關節活動度受到限制。發炎是發生於**組織受損後**的早期反應，**第2～3天**為高峰期，而血管反應大約持續**1週～10天**。組織受損第2天後，組織開始形成填補缺損組織的**肉芽組織**，並且促使**纖維母細胞**增生，**2～4週後**進入成熟期，形成**疤痕組織**。沾黏與疤痕就是這樣形成的。

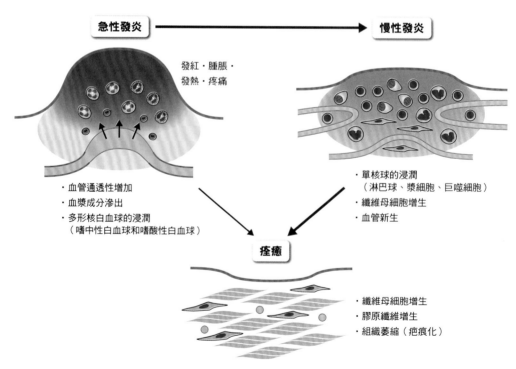

圖1 ● 發炎反應
引用自文獻1。

1 關於發炎與時間經過

以外傷或術後為例，必須先計算發炎那一天到開始介入治療之間的天數。基本上，受傷日和手術日通常不會是同一天，必須分開個別思考。

關於外傷，透過X光影像推測受損組織，並且施以手術治療的話，必須另外確認手術侵入所造成的受損組織。

2 發炎期的運動治療法

治療師本身不具備改善發炎的技術與能力，假設真的需要在發炎階段進行物理治療，必須盡量選在抑制發炎惡化或再復發的情況下。

組織損傷的3天內是發炎急性期，這個時期針對關節進行治療，只會造成發炎加劇。務必先從無關發炎部位的關節和組織著手。

組織損傷後的10天～2週內，軟組織尚未完全修復完畢，也就是說，在這個階段尚未形成使傷口沾黏・疤痕化的疤痕組織。因此，治療師的首要任務是維持組織的滑動性，並且預防關節活動範圍受限。

組織受損的2週後，軟組織修復完成；4週後，疤痕組織造成的沾黏・疤痕化使關節活動範圍受到限制，從這個階段開始，必須增加針對沾黏・疤痕化的治療方法。而改善所需天數會因纖維母細胞的成熟度與範圍而有所不同。

3 水腫的因應對策

水腫發生於組織間並阻礙組織之間的正常滑動。另一方面，腫脹造成皮膚等表層組織遠離關節軸心，使伴隨關節活動的滑動距離變長，因此即便嘗試做出相同角度的動作，由於所需伸張度變大，使得能夠移動的範圍相對縮短。關節活動範圍受到限制（**圖2**）。

針對水腫現象，通常使用彈性繃帶，加壓同時進行關節活動。雖然只是暫時性，但有助於減緩水腫，也能讓關節活動變得容易些。

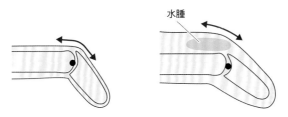

水腫

圖2 ● 水腫與關節活動範圍受限
即使皮膚伸張度一樣，水腫時的關節活動角度會變小。

■ 引用文獻

1）「はじめの一歩の病理学 第2版」（深山正久／編），羊土社，2017

第3章
疼痛與活動範圍受限的評估與治療

從疼痛部位與活動範圍來鎖定功能喪失部位

Point

- 引起疼痛的原因分為化學性刺激與物理性刺激。
- 疼痛和活動範圍受限的原因多半出在軟組織。
- 軟組織適度伸展與滑動是非常重要的，一旦伸展與滑動無法順利運作，將衍生疼痛與活動範圍受限現象。

1　前言

　　這個章節將為大家說明踝關節・足部疼痛與活動範圍受限的評估與治療。藉由適當的評估，鎖定疼痛與活動範圍受限的原因，自然能夠知道應該採取什麼樣的運動治療對策。首先，第一步就是以第1・2章的機能解剖相關知識為基礎，學習觸診技術。

　　疼痛・活動範圍受限與誘發原因，會有**一致**，也會有**不一致**的情況。假設某個組織欠缺足夠的伸展性與滑動性，當該組織進行伸展或滑動時，**該組織**本身出現疼痛症狀，表示疼痛・活動範圍受限與誘發原因一致。另一方面，不是該組織，而是**其他組織**出現疼痛症狀，則代表疼痛・活動範圍受限與誘發原因不一致。能夠看清楚這一點，對進行適當評估來說，是非常重要且不可或缺的一環。

　　資深物理治療師通常能夠在短時間內看出誘發疼痛與活動範圍受限的原因，甚至基於原因鎖定發生功能障礙的組織。但對初學者而言，依序擬訂套用公式的評估並加以施行才是捷徑。評估必須循序漸進，絕對不能隨機跳躍。

2　疼痛原因

　　引起疼痛的原因分為**化學性刺激**與**物理性刺激**。由於發生機轉有根本性的差異，必須分類加以區別。

1）化學刺激誘發疼痛

　　化學刺激引起的疼痛，即所謂發炎造成的功能障礙。患部有發熱・腫脹・發紅等症狀，除了活動時疼痛，也有**安靜時疼痛**與**夜間疼痛**現象。發炎性疼痛發生於「侵入刺激施加於受損發炎組織」的情況下。治療師在操作關節功能的時候，務必格外小心。另一方面，消炎止痛劑或神經阻斷注射能有效緩和發炎反應，但礙於治療師不能獨立從事醫療行為，無法使用這些治療方式，必須先諮詢患者的主治醫師，於討論後再採取不會助長發炎反應的治療對策。

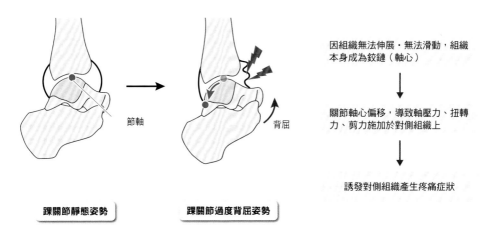

因組織無法伸展‧無法滑動，組織本身成為鉸鏈（軸心）

↓

關節軸心偏移，導致軸壓力、扭轉力、剪力施加於對側組織上

↓

誘發對側組織產生疼痛症狀

節軸

背屈

踝關節靜態姿勢　　　　踝關節過度背屈姿勢

圖1●因組織無法伸展‧無法滑動，組織本身成為鉸鏈（軸心）

2）物理刺激誘發疼痛

　　物理刺激引起的疼痛，即所謂**攣縮**造成的功能障礙。攣縮引起的疼痛發生於 促使肌肉腔室壓力上升的侵入刺激施加於痙攣肌肉上； 伸張刺激施加於短縮軟組織上； 滑動刺激施加於沾黏軟組織上等情況。順暢的關節活動仰賴軟組織的伸展與滑動，但某些因素造成軟組織無法順利伸展與滑動時，關節旋轉中心便容易朝該軟組織偏移，進而使軟組織變成**鉸鏈裝置（軸心）**。關節活動時，軸壓力、扭轉力、剪力等侵入刺激便會施加於**對側組織**上，而這就是引起疼痛的主要原因（**圖1**）。

3　**軟組織與疼痛的發生機轉**

　　疼痛多半起源於軟組織，我們必須確實釐清疼痛發生機轉。

　　感覺神經是負責接收感覺的神經，通過肌肉和筋膜等腔室後形成皮神經，廣泛分布於皮膚。一旦水腫、手術切開、開放性骨折造成皮膚損傷等促使腔室受到壓迫，恐容易引起**皮神經病變性疼痛**。

　　皮神經病變性疼痛的特徵是局部性壓痛，但皮膚放鬆後，壓痛自然消失。關節往皮膚牽拉方向活動時會出現疼痛症狀，但關節往皮膚鬆弛方向活動時，則不會出現疼痛症狀。

　　滑囊位於組織之間，具有潤滑關節的功用。某些因素造成壓縮和摩擦刺激增加時，會誘發**滑囊發炎**並進一步**引發疼痛**。

　　正常情況下，滑囊是封閉性薄薄的袋狀結構，無法用手直接觸摸得到，但滑囊發炎時，最大特徵是局部按壓會有具彈性的阻力感。由於滑囊位在容易產生摩擦的組織間，組織伸展或收縮時容易有明顯疼痛感。

　　脂肪墊透過柔軟的變形功能與在組織間的滑動性，能夠於關節內吸收衝擊與震動。某些因素造成脂肪墊變硬，失去變形功能與滑動性後，**脂肪墊容易因為發炎而引起疼痛**。

　　脂肪墊原本是非常柔軟的組織，但脂肪墊發炎時會產生沾黏‧疤痕化，若再進一步受到壓迫，脂肪墊不僅會變硬，按壓時還會出現具彈性的阻力感。關節往疼痛方向活動並壓迫到脂肪墊時，疼痛症狀會因此加劇。

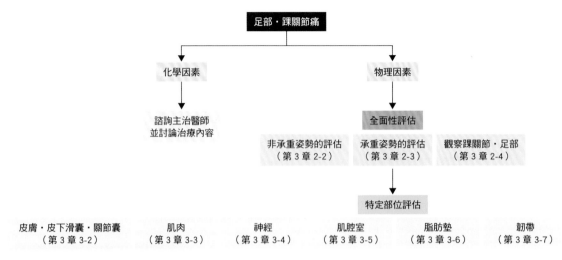

圖2 ● 功能障礙部位的評估與順序

　　韌帶是連接骨骼與骨骼，宛如繩索般的組織。韌帶一旦受損，不容易恢復原本的功能，需要藉由與周圍組織的結合以提高穩定性與支撐性。倘若韌帶於短縮位置形成疤痕，不僅伸展性變差，沾黏也會造成滑動性消失，進一步引起**韌帶疼痛**。尤其關節活動時，由於韌帶與周圍組織的沾黏不斷受到拉扯，容易因此誘發韌帶疼痛。

　　進行評估時，先根據非承重姿勢・承重姿勢下的疼痛與關節活動範圍受限變化來分類治療標的組織。這種評估方式稱為**全面性評估**。接著，再針對疼痛部位與活動範圍受限問題，進行機能解剖學評估，進一步鎖定出現功能障礙的組織，這種方式稱為**特定部位評估**。依照這樣的順序，即可鎖定引起疼痛與活動範圍受限的組織（圖2）。

2　全面性評估

① 操作關節活動以鎖定疼痛原因

Point

● 從關節活動觀察疼痛和活動範圍受限的現象

● 基於非承重姿勢和承重姿勢的評估，針對疼痛部位進行分類

● 根據疼痛部位，區分伸展組織與收縮・短縮組織

● 區別是否可以施力，是肌肉因素或非肌肉因素

　　觀察踝關節・足部的疼痛和活動範圍受限現象時，建議將非承重姿勢與承重姿勢分開進行評估。尤其操作關節活動以進行評估時，腦中必須先有**伸展組織**與**收縮・短縮組織**的概念（**圖1，2**）。舉例來說，進行關節伸展運動時，伸肌群收縮，伸展側組織（皮膚・韌帶・關節囊）短縮。另一方面，屈肌群和屈曲側組織（皮膚・韌帶・關節囊）則都處於伸展狀態。

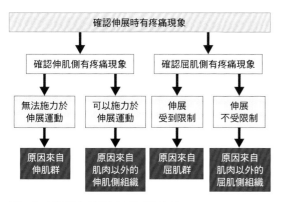

圖1●確認引起伸展痛原因的方法

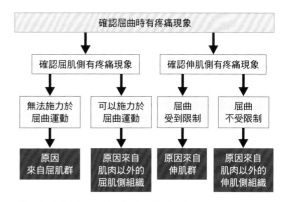

圖2●確認引起屈曲痛原因的方法

1 伸展痛

　　組織伸展時產生疼痛症狀，稱為**伸展痛**（**表1**）。

1）伸展痛的原因來自皮膚

　　皮膚位於人體最表面，是具有伸縮性的軟組織。容易從外觀上進行視覺評估，判別伸展痛的原因。

　　以人工膝關節置換手術（TKA）為例，術後皮膚切開部位沾黏造成膝關節屈曲時產生疼痛的情況下，治療師以雙手協助鬆開傷口周圍的皮膚，有助於減輕・緩解膝關節屈曲時產生的疼痛現象。

2) 伸展痛的原因來自肌肉

肌肉好比橡皮筋，阻力隨著伸展度的提升而變大。伸展至極限時產生疼痛（伸展痛），甚至斷裂。肌肉可拉伸的幅度因肌肉本身的伸展度而異，肌肉處於短縮狀態下，一拉伸立即產生阻力，但只要確保肌肉長度，肌肉拉伸時，產生阻力的時間點會相對延遲，隨之而來的是關節活動範圍的增減。主動關節活動情況下，由於需要力量對抗阻力，因此不可能達到被動關節活動的活動範圍。換句話說，主動活動與被動活動的活動範圍有差異時，必須將肌肉功能障礙列入評估考量。

例如進行大腿後側肌群緊繃的評估時，一般多使用SLR（直膝抬腿測試），比起主動抬腿，被動抬腿肯定有較大的活動範圍。原則上，必須以健側為基準，確認肌肉的柔軟度。

3) 伸展痛原因來自韌帶・關節囊時

韌帶與關節囊於伸展時所產生的阻力，在來到最終範圍之前幾乎不會變大。

舉例來說，肩關節於下垂姿勢下進行外轉運動時，因韌帶和關節囊的伸展而受到限制，但來到最終範圍後，張力突然急速升高，這時候主動關節活動和被動關節活動的活動範圍將不會有太大的差異。

表1 ● 疼痛種類

種類	定義	誘因組織
伸展痛	伸展的組織產生疼痛	①皮膚 ②肌肉 ③韌帶・關節囊
收縮痛	短縮的組織中，因肌肉收縮而產生疼痛	①肌肉
短縮痛	短縮的組織產生疼痛	①皮膚 ②韌帶・關節囊等 （非肌肉組織）

2 短縮痛

短縮的組織產生疼痛稱為**短縮痛**。肌肉收縮狀態是短縮位置，本書中，肌肉收縮引起的疼痛稱為**收縮痛**，肌肉以外的組織（皮膚・韌帶・關節囊）短縮所產生的疼痛，則稱為**短縮痛**。

1) 出現收縮痛現象時

肌肉傳遞力量促使關節活動，一旦傳遞作用減弱，容易出現**無法施力**的現象。舉例來說，試圖收縮處於痙攣狀態的肌肉時，肌腔室內的壓力逐漸升高，進而阻礙肌肉收縮。除此之外，試圖收縮沾黏的肌肉，也會因為妨礙肌肉朝起始方向滑動而抑制收縮力量的傳遞作用。

2) 出現短縮痛現象時

肌肉收縮的傳遞作用順暢，未受阻礙時，自然能有效**施力**。舉例來說，韌帶和關節囊受夾擠，或脂肪墊受到壓縮，常會伴隨變形，但並非肌肉本身有問題，所以依舊能有效發揮肌力。

2 全面性評估

② 非承重姿勢下的評估

Point

- 藉由評估伸展痛、收縮痛、短縮痛，找出引起疼痛和活動範圍受限的原因。
- 確認有伸展痛的情況時，觀察主動・被動活動時的活動範圍差異。
- 特徵是收縮痛時無法施力，短縮痛時可以施力。

　　基本上，非承重姿勢的評估是進行理學檢查。唯有在這個階段確實針對誘因組織進行分類，才能順利進入下一個階段。確實理解第 1 章講解的機能解剖，應該就不會出現誤解評估結果的情況。

　　多種評估項目皆符合時，建議逐一確認。依數字小到大的順序（從 **1** 開始）確認，比較不容易重覆，也有利於評估的順利進行。

1 確認踝關節背屈時有疼痛現象（圖1，表1）

① 疼痛種類為伸展痛，主動活動的活動範圍比被動活動時小。
　　▶原因可能出在行經踝關節後側（距小腿關節軸後方）的**肌肉**。

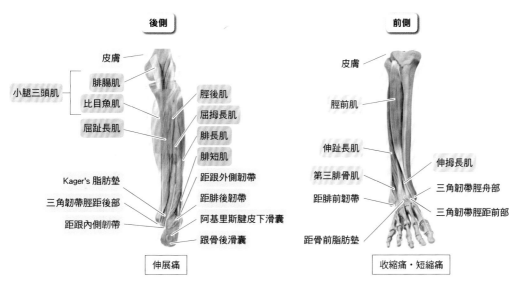

圖1 ●踝關節背屈時引起疼痛和活動範圍受限的誘因組織

▨▨▨：行經踝關節後側的肌肉　　　▨▨▨：行經踝關節前側的肌肉
　　　：行經踝關節後側的非肌肉組織　　　：行經踝關節前側的非肌肉組織

表1 ● 確認踝關節背屈時有疼痛現象

	種類	特徵		誘因組織
1	伸展痛	主動活動的活動範圍比被動活動時小	行經踝關節後側※1的肌肉	小腿三頭肌（腓腸肌、比目魚肌）、脛後肌、屈趾長肌、屈拇長肌、腓長肌、腓短肌等
2	伸展痛	主動活動和被動活動的活動範圍相同	行經踝關節後側※1的非肌肉組織	皮膚（踝關節後側）、阿基里斯腱皮下滑囊、跟骨後滑囊、Kager's脂肪墊、距腓後韌帶、三角韌帶脛距後部（踝關節後側關節囊）、距跟內・外側韌帶等
				伴隨麻木現象： 腓腸神經、跟內側支（脛神經分支）、脛神經
3	收縮痛	無法施力	行經踝關節前側※2的肌肉	脛前肌、伸趾長肌、伸拇長肌、第三腓骨肌等
4	短縮痛	可以施力	行經踝關節前側※2的非肌肉組織	皮膚（踝關節前側）、阿基里斯腱皮下滑囊、距骨前脂肪墊、距腓前韌帶、三角韌帶脛舟部、脛距前部（踝關節前側關節囊）等
				伴隨麻木現象： 隱神經、足背內側皮神經、足背中間皮神經（腓淺神經分支）、腓深神經

※1　距小腿關節軸後方
※2　距小腿關節軸前方

②疼痛種類為伸展痛，主動活動和被動活動的活動範圍相同

　　▷原因可能出在行經踝關節後側（距小腿關節軸後方）的**非肌肉組織**。

③疼痛種類為短縮痛，無法施力（收縮痛）

　　▷原因可能出在行經踝關節前側（距小腿關節軸前方）的**肌肉**。

④疼痛種類為短縮痛，可以施力（短縮痛）

　　▷原因可能出在行經踝關節前側（距小腿關節軸前方）的**非肌肉組織**。

2 確認踝關節蹠屈時有疼痛現象 （圖2，表2）

①疼痛種類為伸展痛，主動活動的活動範圍比被動活動時小。

▶ 原因可能出在行經踝關節前側（距小腿關節軸前方）的**肌肉**。

②疼痛種類為伸展痛，主動活動和被動活動的活動範圍相同

▶ 原因可能出在行經踝關節前側（距小腿關節軸前方）的**非肌肉組織**。

③疼痛種類為短縮痛，無法施力（收縮痛）

▶ 原因可能出在行經踝關節後側（距小腿關節軸後方）的**肌肉**。

④疼痛種類為短縮痛，可以施力（短縮痛）

▶ 原因可能出在行經踝關節後側（距小腿關節軸後方）的**非肌肉組織**。

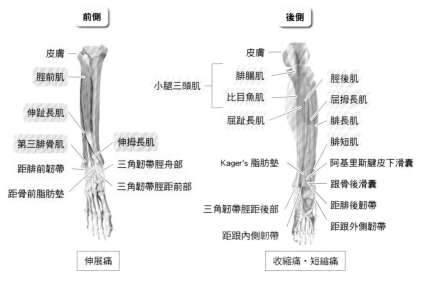

圖2 ● 踝關節蹠屈時引起疼痛和活動範圍受限的誘因組織

▨▨：行經踝關節前側的肌肉　　　　　：行經踝關節後側的肌肉
　　：行經踝關節前側的非肌肉組織　　：行經踝關節後側的非肌肉組織

表2 ● 確認踝關節蹠屈時有疼痛現象

	種類	特徵		誘因組織
1	伸展痛	主動活動的活動範圍比被動活動時小	行經踝關節前側[※1]的肌肉	脛前肌、伸趾長肌、伸拇長肌、第三腓骨肌等
2	伸展痛	主動活動和被動活動的活動範圍相同	行經踝關節前側[※1]的非肌肉組織	皮膚（踝關節前側）、距骨前脂肪墊、距腓前韌帶、三角韌帶脛舟部・脛距前部（踝關節前側關節囊）等
				伴隨麻木現象： 隱神經、足背內側皮神經・足背中間皮神經（腓淺神經分支）、腓深神經
3	收縮痛	無法施力	行經踝關節後側[※2]的肌肉	小腿三頭肌（腓腸肌・比目魚肌）、脛後肌、屈趾長肌、屈拇長肌、腓長肌、腓短肌等
4	短縮痛	可以施力	行經踝關節後側[※2]的非肌肉組織	皮膚（踝關節後側）、阿基里斯腱皮下滑囊、跟骨後滑囊、Kager's脂肪墊、距腓後韌帶、三角韌帶脛距後部（踝關節後側關節囊）、距跟內・外側韌帶等
				伴隨麻木現象： 腓腸神經、跟內側支（脛神經分支）、脛神經

※1　距小腿關節軸前方
※2　距小腿關節軸後方

3　確認踝關節外翻時有疼痛現象（圖3，表3）

①疼痛種類為伸展痛，主動活動的活動範圍比被動活動時小。
　▷原因可能出在行經踝關節內側面（距下關節軸內側）的**肌肉**。
②疼痛種類為伸展痛，主動活動和被動活動的活動範圍相同
　▷原因可能出在行經踝關節內側面（距下關節軸內側）的**非肌肉組織**。
③疼痛種類為短縮痛，無法施力（收縮痛）
　▷原因可能出在行經踝關節外側面（距下關節軸外側）的**肌肉**。
④疼痛種類為短縮痛，可以施力（短縮痛）
　▷原因可能出在行經踝關節外側面（距下關節軸外側）的**非肌肉組織**。

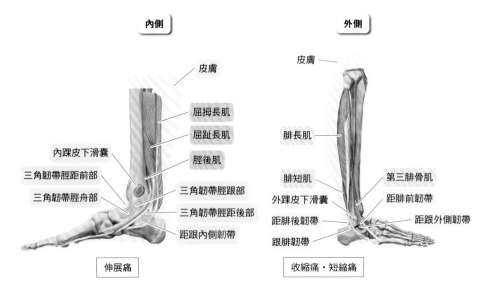

圖3 ● 踝關節外翻時引起疼痛和活動範圍受限的誘因組織
　▨：行經踝關節內側面的肌肉　　　　　　▨：行經踝關節外側面的肌肉
　▨：行經踝關節內側面的非肌肉組織　　　：行經踝關節外側面的非肌肉組織

表3 ● 確認踝關節外翻時有疼痛現象

	種類	特徵		誘因組織
1	伸展痛	主動活動的活動範圍比被動活動時小	行經踝關節內側面[※1]的肌肉	脛後肌、屈趾長肌、屈拇長肌等
2	伸展痛	主動活動和被動活動的活動範圍相同	行經踝關節內側面[※1]的非肌肉組織	皮膚（踝關節內側面）、內踝皮下滑囊、三角韌帶脛舟部・脛距前部・脛跟部・脛距後部、距跟內側韌帶等
				伴隨麻木現象： 隱神經（股神經分支）、跟內側支（脛神經分支）、脛神經
3	收縮痛	無法施力	行經踝關節外側面[※2]的肌肉	腓長肌、腓短肌、第三腓骨肌等
4	短縮痛	可以施力	行經踝關節外側面[※2]的非肌肉組織	皮膚（踝關節外側面）、外踝皮下滑囊、距腓前韌帶、跟腓韌帶、距腓後韌帶、距跟外側韌帶等
				伴隨麻木現象： 腓腸神經、足背中間皮神經（腓淺神經分支）

※1　距下關節軸內側
※2　距下關節軸外側

4　確認踝關節內翻時有疼痛現象（圖4，表4）

①疼痛種類為伸展痛，主動活動的活動範圍比被動活動時小。

　▶原因可能出在行經踝關節外側面（距下關節軸外側）的**肌肉**。

②疼痛種類為伸展痛，主動活動和被動活動的活動範圍相同

　▶原因可能出在行經踝關節外側面（距下關節軸外側）的**非肌肉組織**。

③疼痛種類為短縮痛，無法施力（收縮痛）

　▶原因可能出在行經踝關節內側面（距下關節軸內側）的**肌肉**。

④疼痛種類為短縮痛，可以施力（短縮痛）

　▶原因可能出在行經踝關節內側面（距下關節軸內側）的**非肌肉組織**。

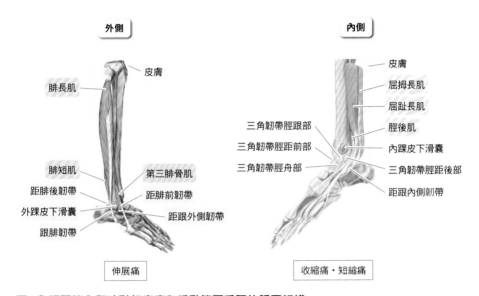

圖4 ● 踝關節內翻時引起疼痛和活動範圍受限的誘因組織

　　：行經踝關節外側面的肌肉　　　　　　：行經踝關節內側面的肌肉
　　：行經踝關節外側面的非肌肉組織　　　：行經踝關節內側面的非肌肉組織

表4 ● 確認踝關節內翻時有疼痛現象

	種類	特徵		誘因組織
1	伸展痛	主動活動的活動範圍比被動活動時小	行經踝關節外側面[1]的肌肉	腓長肌、腓短肌肌腱、第三腓骨肌等
2	伸展痛	主動活動和被動活動的活動範圍相同	行經踝關節外側面[1]的非肌肉組織	皮膚（踝關節外側面）、外踝皮下滑囊、距腓前韌帶、跟腓韌帶、距腓後韌帶、距跟外側韌帶等
				伴隨麻木現象：腓腸神經、足背中間皮神經（腓淺神經分支）
3	收縮痛	無法施力	行經踝關節內側面[2]的肌肉	脛後肌、屈趾長肌、屈拇長肌等
4	短縮痛	可以施力	行經踝關節內側面[2]的非肌肉組織	皮膚（踝關節內側面）、內踝皮下滑囊、三角韌帶脛舟部、三角韌帶脛距前部、三角韌帶脛跟部、三角韌帶脛距後部、距跟內側韌帶等
				伴隨麻木現象：隱神經（股神經分支）、跟內側支（脛神經分支）、脛神經

※1　距下關節軸外側
※2　距下關節軸內側

①疼痛種類為伸展痛，主動活動的活動範圍比被動活動時小。

▸原因可能出在行經拇趾背側（關節軸上方）的**肌肉**。

②疼痛種類為伸展痛，主動活動和被動活動的活動範圍相同

▸原因可能出在行經拇趾背側（關節軸上方）的**非肌肉組織**。

③疼痛種類為短縮痛，無法施力（收縮痛）

▸原因可能出在行經拇趾底面（關節軸下方）的肌肉。

④疼痛種類為短縮痛，可以施力（短縮痛）

▸原因可能出在行經拇趾底面（關節軸下方）的**非肌肉組織**。

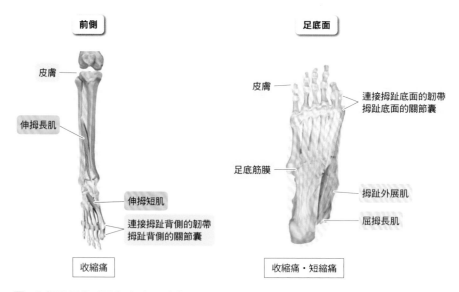

圖5 ● 拇趾屈曲時引起疼痛和活動範圍受限的誘因組織

▨：行經拇趾背側的肌肉　　　　　　▨：行經拇趾底面的肌肉
▨：行經拇趾背側的非肌肉組織　　　▨：行經拇趾底面的非肌肉組織

表5 ● 確認拇趾屈曲時有疼痛現象

	種類	特徵		誘因組織
1	伸展痛	主動活動的活動範圍比被動活動時小	行經拇趾背側[1]的肌肉	伸拇長肌、伸趾短肌等
2	伸展痛	主動活動和被動活動的活動範圍相同	行經拇趾背側[1]的非肌肉組織	皮膚（拇趾背側）、連接拇趾背側的韌帶・關節囊等
				伴隨麻木現象： 足背內側皮神經（腓淺神經分支）、趾背神經（腓深神經分支）
3	收縮痛	無法施力	行經拇趾底面[2]的肌肉	屈拇長肌、拇趾外展肌、屈拇短肌等
4	短縮痛	可以施力	行經拇趾底面[2]的非肌肉組織	皮膚、足底筋膜、連接拇趾底面的韌帶・關節囊等
				伴隨麻木現象： 趾足底固有神經（脛神經分支足底內側神經的分支）

※1　關節軸上方
※2　關節軸下方

6　確認拇趾伸展時有疼痛現象（圖6，表6）

①疼痛種類為伸展痛，主動活動的活動範圍比被動活動時小。

　▶原因可能出在行經拇趾底面（跗骨關節軸下方）的**肌肉**。

②疼痛種類為伸展痛，主動活動和被動活動的活動範圍相同

　▶原因可能出在行經拇趾底面（跗骨關節軸下方）的**非肌肉組織**。

③疼痛種類為短縮痛，無法施力（收縮痛）

　▶原因可能出在行經拇趾背側（跗骨關節軸上方）的**肌肉**。

④疼痛種類為短縮痛，可以施力（短縮痛）

　▶原因可能出在行經拇趾背側（跗骨關節軸上方）的**非肌肉組織**。

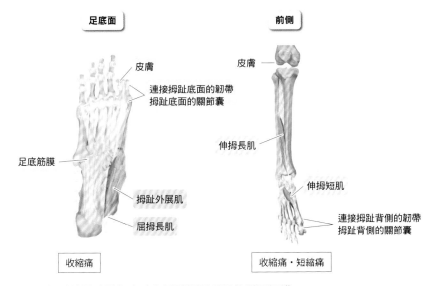

圖6 ● 拇趾伸展時引起疼痛和活動範圍受限的誘因組織

　　：行經拇趾底面的肌肉　　　　：行經拇趾背側的肌肉
　　：行經拇趾底面的非肌肉組織　：行經拇趾背側的非肌肉組織

表6 ● 確認拇趾伸展時有疼痛現象

	種類	特徵		誘因組織
1	伸展痛	主動活動的活動範圍比被動活動時小	行經拇趾底面[※1]的肌肉	屈拇長肌、拇趾外展肌、屈拇短肌等
2	伸展痛	主動活動和被動活動的活動範圍相同	行經拇趾底面[※1]的非肌肉組織	皮膚（拇趾底面）、足底筋膜、連接拇趾底面的韌帶・關節囊等
				伴隨麻木現象：趾足底固有神經（脛神經分支足底內側神經的分支）
3	收縮痛	無法施力	行經拇趾背側[※2]的肌肉	伸拇長肌、伸拇短肌等
4	短縮痛	可以施力	行經拇趾背側[※2]的非肌肉組織	皮膚（拇趾背側）、連接拇趾背側的韌帶・關節囊等
				伴隨麻木現象：足背內側皮神經（腓淺神經分支）、趾背神經（腓深神經分支）

※1　跗骨關節軸下方
※2　跗骨關節軸上方

7 確認腳趾屈曲時有疼痛現象 （圖7，表7）

①疼痛種類為伸展痛，主動活動的活動範圍比被動活動時小。
　　▷原因可能出在行經足部背側（各趾骨關節軸上方）的**肌肉**。
②疼痛種類為伸展痛，主動活動和被動活動的活動範圍相同
　　▷原因可能出在行經足部背側（各趾骨關節軸上方）的**非肌肉組織**。
③疼痛種類為短縮痛，無法施力（收縮痛）
　　▷原因可能出在行經足部底面（趾骨關節軸下方）的**肌肉**。
④疼痛種類為短縮痛，可以施力（短縮痛）
　　▷原因可能出在行經足部底面（趾骨關節軸下方）的**非肌肉組織**。

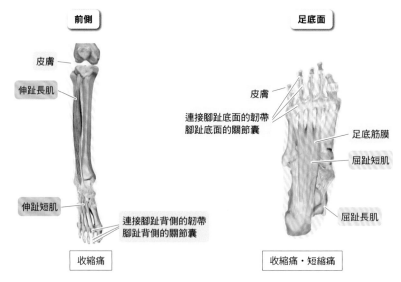

圖7● 腳趾屈曲時引起疼痛和活動範圍受限的誘因組織
▨：行經足部背側的肌肉　　　　　　◺：行經足部底面的肌肉
▨：行經足部背側的非肌肉組織　　　　：行經足部底面的非肌肉組織

表7● 確認腳趾屈曲時有疼痛現象

	種類	特徵	誘因組織	
1	伸展痛	主動活動的活動範圍比被動活動時小	行經足部背側[※1]的肌肉	伸趾長肌、伸趾短肌等
2	伸展痛	主動活動和被動活動的活動範圍相同	行經足部背側[※1]的非肌肉組織	皮膚（腳趾背側）、連接腳趾背側的韌帶・關節囊等
				伴隨麻木現象：趾背神經（腓淺神經分支足背內側皮神經・足背中間皮神經的分支）
3	收縮痛	無法施力	行經足部底面[※2]的肌肉	屈趾長肌、屈趾短肌等
4	短縮痛	可以施力	行經足部底面[※2]的非肌肉組織	皮膚（腳趾底面）、足底筋膜、連接腳趾底面的韌帶・關節囊等
				伴隨麻木現象：趾足底總神經・趾足底固有神經（脛神經分支足底內側神經・足底外側神經的分支）

※1　趾骨關節軸上方
※2　趾骨關節軸下方

8　確認腳趾伸展時有疼痛現象（圖8，表8）

①疼痛種類為伸展痛，主動活動的活動範圍比被動活動時小。
　　▶原因可能出在行經足部底面（跗骨關節軸上方）的**肌肉**。
②疼痛種類為伸展痛，主動活動和被動活動的活動範圍相同
　　▶原因可能出在行經足部底面（跗骨關節軸上方）的**非肌肉組織**。
③疼痛種類為短縮痛，無法施力（收縮痛）
　　▶原因可能出在行經足部背側（跗骨關節軸上方）的**肌肉**。
④疼痛種類為短縮痛，可以施力（短縮痛）
　　▶原因可能出在行經足部背側（各跗骨關節軸上方）的**非肌肉組織**。

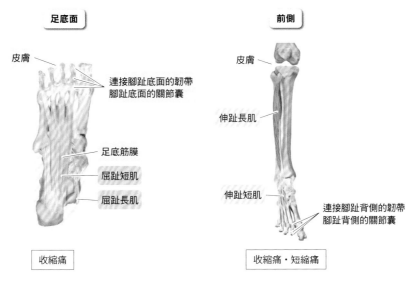

圖8 ● 腳趾伸展時引起疼痛和活動範圍受限的誘因組織

▨：行經足部底面的肌肉　　　▨：行經足部背側的肌肉
　：行經足部底面的非肌肉組織　　　：行經足部背側的非肌肉組織

表8 ● 確認腳趾伸展時有疼痛現象

	種類	特徵		誘因組織
1	伸展痛	主動活動的活動範圍比被動活動時小	行經足部底面[※1]的肌肉	屈趾長肌、屈趾短肌等
2	伸展痛	主動活動和被動活動的活動範圍相同	行經足部底面[※1]的非肌肉組織	皮膚（腳趾底面）、足底筋膜、連接腳趾底面的韌帶・關節囊等
				伴隨麻木現象： 趾足底總神經・趾足底固有神經（脛神經分支足底內側神經・足底外側神經的分支）
3	收縮痛	無法施力	行經足部背側[※2]的肌肉	伸趾長肌、伸趾短肌等
4	短縮痛	可以施力	行經足部背側[※2]的非肌肉組織	皮膚（腳趾背側）、連接腳趾背側的韌帶・關節囊等
				伴隨麻木現象： 趾背神經（腓淺神經分支足背內側皮神經・足背中間皮神經的分支）

※1　跗骨的關節軸下方
※2　跗骨的關節軸上方

9 確認小趾屈曲時有疼痛現象（圖9，表9）

①疼痛種類為伸展痛，主動活動的活動範圍比被動活動時小。
    ▶原因可能出在行經小趾背側（蹠骨關節軸上方）的**肌肉**。

②疼痛種類為伸展痛，主動活動和被動活動的活動範圍相同
    ▶原因可能出在行經小趾背側（蹠骨關節軸上方）的**非肌肉組織**。

③疼痛種類為短縮痛，無法施力（收縮痛）
    ▶原因可能出在行經足部底面（蹠骨關節軸上方）的**肌肉**。

④疼痛種類為短縮痛，可以施力（短縮痛）
    ▶原因可能出在行經足部底面（蹠骨關節軸上方）的**非肌肉組織**。

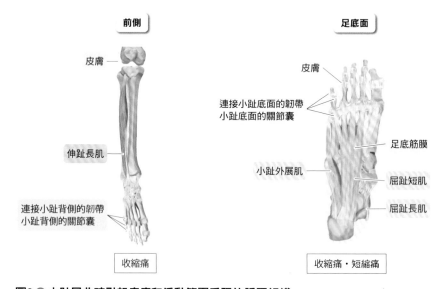

圖9 ● 小趾屈曲時引起疼痛和活動範圍受限的誘因組織
  ：行經小趾背側的肌肉　　　　：行經小趾底面的肌肉
  ：行經小趾背側的非肌肉組織　：行經小趾底面的非肌肉組織

表9 ● 確認小趾屈曲時有疼痛現象

	種類	特徵		誘因組織
1	伸展痛	主動活動的活動範圍比被動活動時小	行經小趾背側[※1]的肌肉	伸趾長肌、伸趾短肌等
2	伸展痛	主動活動和被動活動的活動範圍相同	行經小趾背側[※1]的非肌肉組織	皮膚（小趾背側）、連接小趾背側的韌帶・關節囊等
				伴隨麻木現象：足背外側皮神經（腓腸神經分支）、足背中間皮神經・趾背神經（腓淺神經分支）
3	收縮痛	無法施力	行經小趾底面[※2]的肌肉	屈趾長肌、屈趾短肌、小趾外展肌等
4	短縮痛	可以施力	行經小趾底面[※2]的非肌肉組織	皮膚（小趾底面）、足底筋膜、連接小趾底面的韌帶・關節囊等
				伴隨麻木現象：足底外側神經・趾足底固有神經

※1　蹠骨關節軸上方
※2　蹠骨關節軸下方

①疼痛種類為伸展痛，主動活動的活動範圍比被動活動時小。

　▶原因可能出在行經小趾底面（蹠趾關節軸上方）的**肌肉**。

②疼痛種類為伸展痛，主動活動和被動活動的活動範圍相同

　▶原因可能出在行經小趾底面（蹠趾關節軸上方）的**非肌肉組織**。

③疼痛種類為短縮痛，無法施力（收縮痛）

　▶原因可能出在行經小趾背側（各蹠骨關節軸上方）的**肌肉**。

④疼痛種類為短縮痛，可以施力（短縮痛））

　▶原因可能出在行經小趾背側（各蹠骨關節軸上方）的**非肌肉組織**。

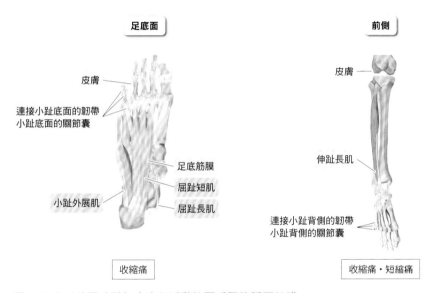

圖10 ● **小趾伸展時引起疼痛和活動範圍受限的誘因組織**

|:行經小趾底面的肌肉　　　　　　　:行經小趾背側的肌肉
|:行經小趾底面的非肌肉組織　　　　:行經小趾背側的非肌肉組織

表10 ● **確認小趾伸展時有疼痛現象**

	種類	特徵		誘因組織
1	伸展痛	主動活動的活動範圍比被動活動時小	行經小趾底面 [※1]的肌肉	屈趾長肌、屈趾短肌、小趾外展肌等
2	伸展痛	主動活動和被動活動的活動範圍相同	行經小趾底面 [※1]的非肌肉組織	皮膚（小趾底面）、足底筋膜、連接小趾底面的韌帶・關節囊等
				伴隨麻木現象： 足底外側神經
3	收縮痛	無法施力	行經小趾背側 [※2]的肌肉	伸趾長肌、伸趾短肌等
4	短縮痛	可以施力	行經小趾背側 [※2]的非肌肉組織	皮膚（小趾背側）、連接小趾背側的韌帶・關節囊等
				伴隨麻木現象： 足背外側皮神經（腓腸神經分支）、足背中間皮神經・趾背神經（腓淺神經分支）

※1　蹠骨關節軸下方
※2　蹠骨關節軸上方

2 全面性評估

③ 承重姿勢下的評估

Point

- 了解承重姿勢下，疼痛與活動範圍受限的發生機轉。
- 承重評估中常見有迴避疼痛的現象，但確實施加重量才能進行有效評估。
- 慢慢從疼痛部位鎖定致痛原因和受損組織。

　　進行承重姿勢下的評估時，先決條件是必須能夠全承重。本書將重點擺在誘發疼痛與活動範圍受限的軟組織，並未針對骨癒合前的骨折部位疼痛或手術器械造成的活動範圍受限進行解說，這一點還請各位讀者務必多加留意。除此之外，進行承重姿勢下的評估時，建議同時整合非承重姿勢下的評估結果。

1 施加承重時，確認踝關節前側有疼痛現象（表1）

①提起皮膚時疼痛程度有增減（圖1）

▶原因可能出在位於踝關節前側的皮膚滑動障礙。

②疼痛逐漸增強且阻礙關節活動

▶原因可能出在行經踝關節前側（距小腿關節軸前方）的肌肉產生近端滑動障礙。

③疼痛急遽增強且阻礙關節活動

▶原因可能出在位於脛骨下端與距骨間前側的組織夾擠。

④伴隨麻木現象

▶原因可能出在行經踝關節前側（距小腿關節軸前方）的神經產生陷套性神經病變。

表1 ● 施加承重時，確認踝關節前側有疼痛現象

	特徵	原因	組織
1	提起皮膚時疼痛程度有增減	踝關節前側的皮膚滑動障礙	皮膚
2	疼痛逐漸增強且阻礙關節活動	行經踝關節前側[※]的肌肉產生近端滑動障礙	脛前肌、伸趾長肌、伸拇長肌、第三腓骨肌等
3	疼痛急遽增強且阻礙關節活動	脛骨下端與距骨間前側的組織夾擠	距骨前脂肪墊、踝關節前側關節囊、距腓前韌帶、三角韌帶脛距前部等
4	伴隨麻木現象	行經踝關節前側[※]#的神經產生陷套性神經病變	足背內側皮神經・足背中間皮神經（腓淺神經分支）、腓深神經等

※距小腿關節軸前方

2 施加重量時，確認踝關節後側有疼痛現象（表2）

①提起皮膚時疼痛程度有增減

　▶原因可能出在位於踝關節後側的皮膚滑動障礙。

②確認阿基里斯腱周圍有疼痛現象

　▶原因可能出在行經踝關節後側（距小腿關節軸後方）的組織產生滑動障礙・變形障礙。

③確認外踝後側有疼痛現象

　▶原因可能出在行經踝關節後側（距小腿關節軸後方）之外側的組織其伸展受到限制。

④確認內踝後側有疼痛現象

　▶原因可能出在行經踝關節後側（距小腿關節軸後方）之內側的組織其伸展受到限制。

ⓐ 非承重姿勢

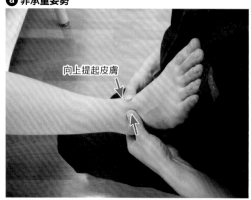

向上提起皮膚

ⓑ 承重姿勢

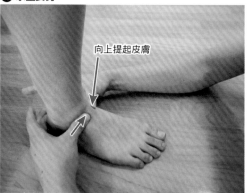

向上提起皮膚

圖1 ● 向上提起皮膚的方法

表2 ● 施加重量時，確認踝關節後側有疼痛現象

	特徵	原因	組織
1	提起皮膚時疼痛程度有增減	踝關節後側的皮膚滑動障礙	皮膚
2	確認阿基里斯腱周圍有疼痛現象	行經踝關節後側[※]的組織產生滑動障礙和變形障礙	阿基里斯腱皮下滑囊、小腿三頭肌（腓腸肌・比目魚肌）、（踝關節後側關節囊）、阿基里斯腱、跟骨後滑囊、Kager's脂肪墊等
3	確認外踝後側有疼痛現象	行經踝關節後側[※]之外側的組織其伸展受到限制	腓長肌、腓短肌、距腓後韌帶、（踝關節後側關節囊）等
4	確認內踝後側有疼痛現象	行經踝關節後側[※]之內側的組織其伸展受到限制	脛後肌、屈趾長肌、屈拇長肌、三角韌帶脛距後部、（踝關節後側關節囊）等

※距小腿關節軸後方

3 施加重量時，確認踝關節外側有疼痛現象 （表3）

①提起皮膚時疼痛程度有增減

▶原因可能出在位於踝關節外側的皮膚滑動障礙。

②後足區旋後時疼痛增強，旋前時疼痛減弱

▶原因可能出在行經踝關節外側（距下關節軸外側）的組織其伸展受到限制。

③足區旋前時疼痛增強，旋後時疼痛減弱

▶原因可能出在行經踝關節外側（距下關節軸外側）的組織夾擠。

表3 ● 施加重量時，確認踝關節外側有疼痛現象

	特徵	原因	組織
1	提起皮膚時疼痛程度有增減	踝關節外側的皮膚滑動障礙	皮膚
2	後足區旋後時疼痛增強，旋前時疼痛減弱	行經踝關節外側[※]的組織其伸展受到限制	外踝皮下滑囊、腓長肌、腓短肌、第三腓骨肌、距腓前韌帶、跟腓韌帶、距腓後韌帶、距跟外側韌帶、距跟骨間韌帶（跗骨竇）等
3	後足區旋前時疼痛增強，旋後時疼痛減弱	行經踝關節外側[※]的組織夾擠	距腓前韌帶、跟腓韌帶、距腓後韌帶、距跟骨間韌帶（跗骨竇）等

※ 距下關節軸外側

4 施加重量時，確認踝關節內側有疼痛現象 （表4）

①提起皮膚時疼痛程度有增減

▶原因可能出在位於踝關節內側的皮膚。

②後足區旋前時疼痛增強，旋後時疼痛減弱

▶原因可能出在行經踝關節內側（距小腿關節軸內側）的組織產生滑動障礙和伸展受限。

③後足區旋後時疼痛增強，旋前時疼痛減弱

▶原因可能出在行經踝關節內側（距下關節軸內側）的組織夾擠。

④伴隨麻木現象

▶原因可能出在行經踝關節內側（距下關節軸內側）的神經產生陷套性神經病變。

表4 ● 施加重量時，確認踝關節內側有疼痛現象

	特徵	原因	組織
1	提起皮膚時疼痛程度有增減	踝關節內側的皮膚滑動障礙	皮膚
2	後足區旋前時疼痛增強，旋後時疼痛減弱	行經踝關節內側[※]的組織產生滑動障礙和變形障礙	內踝皮下滑囊、脛後肌、屈趾長肌、屈拇長肌、三角韌帶脛舟部‧脛距前部‧脛跟部‧脛距後部、距跟內側韌帶等
3	後足區旋後時疼痛增強，旋前時疼痛減弱	行經踝關節內側[※]的組織夾擠	三角韌帶脛距前部‧脛距後部等
4	伴隨麻木現象	行經踝關節內側[※]的神經產生陷套性神經病變	跟內側支（脛神經分支）、脛神經（即跗骨隧道症候群）等

※ 距小腿關節軸內側

5　施加重量時，確認足跟部有疼痛現象（表5）

①以腳趾走路時疼痛增強
　▶原因可能出在附著於跟骨粗隆的組織其伸展受到限制。

②以足跟走路時疼痛增強
　▶原因可能出在位於足跟下方的組織受到壓迫。

③伴隨麻木現象
　▶原因可能出在位於足跟下方的神經產生陷套性神經病變。

表5 ● 施加重量時，確認足跟部有疼痛現象

	特徵	原因	組織
1	以腳趾走路時疼痛程度增強	附著於跟骨粗隆的組織其伸展受到限制	屈趾短肌、拇趾外展肌、小趾外展肌、足底筋膜等
2	以足跟走路時疼痛程度增強	足跟下方的組織受到壓迫	皮膚（足跟下方）、足跟脂肪墊等
3	伴隨麻木現象	足跟下方的神經產生陷套性神經病變	腓腸神經、跟內側支（脛神經分支）等

6　施加重量時，確認內側縱弓一帶有疼痛現象（表6）

①小腿向前傾斜時（踝關節背屈）疼痛程度增強
　▶原因可能出在橫跨踝關節的內側縱弓構成組織其伸展受到限制。

②小腿向前傾斜時（踝關節背屈）疼痛程度沒有變化
　▶原因可能出在未橫跨踝關節的內側縱弓構成組織其伸展受到限制。

③伴隨麻木現象
　▶原因可能出在行經內側縱弓下方的神經產生陷套性神經病變。

表6 ● 施加重量時，確認內側縱弓一帶有疼痛現象

	特徵	原因	組織
1	小腿向前傾斜時（踝關節背屈）疼痛程度增強	橫跨踝關節的內側縱弓構成組織其伸展受到限制	後脛骨筋，長趾屈筋，長母趾屈筋
2	小腿向前傾斜時（踝關節背屈）疼痛程度沒有變化	未橫跨踝關節的內側縱弓構成組織其伸展受到限制	拇趾外展肌、足底筋膜、跟舟足底韌帶（彈簧韌帶）、連接跟骨－距骨－舟狀骨－楔狀骨和第一蹠骨的韌帶等
3	伴隨麻木現象	行經內側縱弓下方的神經產生陷套性神經病變	足底內側神經（脛神經分支，即遠端跗骨隧道症候群）等

7 施加重量時，確認外側縱弓一帶有疼痛現象（表7）

①小腿向前傾斜時（踝關節背屈）疼痛程度增強
　　▶原因可能出在橫跨踝關節的外側縱弓構成組織其伸展受到限制。
②小腿向前傾斜時（踝關節背屈）疼痛程度沒有變化
　　▶原因可能出在未橫跨踝關節的外側縱弓構成組織其伸展受到限制。
③伴隨麻木現象
　　▶原因可能出在行經外側縱弓下方的神經產生陷套性神經病變。

表7 ● 施加重量時，確認外側縱弓一帶有疼痛現象

	特徵	原因	組織
1	小腿向前傾斜時（踝關節背屈）疼痛程度增強	橫跨踝關節的外側縱弓構成組織其伸展受到限制	腓長肌、腓短肌、屈趾長肌等
2	小腿向前傾斜時（踝關節背屈）疼痛程度沒有變化	未橫跨踝關節的外側縱弓構成組織其伸展受到限制	小趾外展肌、足底筋膜、連接跟骨－骰骨－楔狀骨與第五蹠骨的韌帶等
3	伴隨麻木現象	行經外側縱弓下方的神經產生陷套性神經病變	足底外側神經（脛神經分支，即遠端跗骨隧道症候群）等

8 施加重量時，確認橫弓一帶有疼痛現象（表8）

①重量落在母趾列時疼痛程度增強
　　▶原因可能出在橫弓和內側縱弓的構成組織其伸展受到限制。
②重量落在小趾列時疼痛程度增強
　　▶原因可能出在橫弓和外側縱弓的構成組織其伸展受到限制。
③伴隨麻木現象
　　▶原因可能出在行經橫弓下方的神經產生陷套性神經病變。

表8 ● 施加重量時，確認橫弓一帶有疼痛現象

	特徵	原因	組織
1	重量落在母趾列時疼痛程度增強	橫弓和內側縱弓的構成組織其伸展受到限制	屈趾長肌、屈拇長肌、屈趾短肌、母趾外展肌、足底筋膜、連接母趾列蹠骨－近端趾骨的韌帶等
2	重量落在小趾列時疼痛程度增強	橫弓和外側縱弓的構成組織其伸展受到限制	屈趾長肌、屈趾短肌、小趾外展肌、足底筋膜、連接小趾列蹠骨－近端趾骨的韌帶等
3	伴隨麻木現象	行經橫弓下方的神經產生陷套性神經病變	趾足總神經（脛神經分支足底外側神經的分支、足底內側神經的分支，即莫頓氏神經瘤）等

④ 觀察踝關節 · 足部

Point

● 觀察靜態骨排列與動態骨排列。

● 從靜態骨排列中觀察踝關節 · 足部的型態；從動態骨排列中觀察踝關節 · 足部的動作。

● 確認錯位和疼痛之間是否有關連性，並且評估症狀是否因錯位的改變而有所變化。

　　骨折、韌帶損傷等外傷性病例中，於主治醫師允許全負重後再進行觀察。

1 重心移動時的評估

　　以**正常足部**來說，踝關節 · 足部承載重量時，重心向前方移動，這時小腿向前傾斜、跟骨旋前、距骨往前內側下方偏移。而形成內側縱弓的舟狀骨、內側楔狀骨、第一蹠骨，以及形成外側縱弓的骰骨、第五蹠骨向下沉。形成橫弓的蹠骨整體下沉，但第二～第四蹠骨會停留在高於第五蹠骨的位置，不會再向下沉。

1）距小腿關節背屈不足病例

　　在距小腿關節背屈不足的病例中，重心向前方移動時，小腿不會向前傾斜，Chopart 氏關節 · Lisfranc 氏關節的背屈（伸展）角度變大。因此，承重時的站立期時間縮短並提早進入足跟離地期，由橫弓負責緩衝負重的作用。

2）後足區過度旋後病例

　　在後足區過度旋後的病例中，重心向前方移動時，重心朝小趾側偏移。但外側縱弓比內側縱弓更缺乏緩衝負重的作用，在缺乏吸收負重（地面反作用力）的情況下，致使重心朝向前方移動，結果導致橫弓不得不接下這個重責大任。另一方面，後足區過度旋後，導致重心朝向前足區移動時，Lisfranc 氏關節處於過度旋前的狀態。

3）後足區過度旋前與內側縱弓塌陷病例

　　在後足區過度旋前與內側縱弓塌陷的病例中，重心向前方移動時，重心直接朝母趾側偏移。但相較於正常足部的後足區與內側縱弓，由於母趾列缺乏緩衝作用，導致 Chopart 氏關節 · Lisfranc 氏關節的背屈（伸展）角度變大。重心朝母趾側偏移時，光靠母趾列的功能無法吸收負重，再加上橫弓接手緩衝作用的任務，多半會由拇趾至第二、三趾負責主導推進動作。

　　1） ～ **3）** 哪一種情況，都是造成 Chopart 氏關節、Lisfranc 氏關節和橫弓的構成組織承受過度負荷的原因。

患者採取站立姿勢，並讓雙腳足跟確實貼於地面。觀察拇趾外翻程度、小趾內翻程度，以及足弓形狀，但進行評估時，建議透過觀察動態骨排列。接下來為大家介紹一些可以簡單操作的評估方式。

1）LHA

leg-heel angle（LHA, 圖1，2），從足部後方觀察小腿至足部，評估小腿長軸與跟骨長軸形成的夾角。LHA愈大時，跟骨相對於小腿呈旋前狀態，進而使內側縱弓下沉。相反的，LHA愈小時，跟骨相對於小腿呈旋後狀態，進而使內側足弓向上提起。

2）too many toes sign

too many toes sign（圖3），從足部後方觀察小腿至足部，評估從小腿側是否看得到腳趾頭，或者能夠看到幾個腳趾頭。看得到1.5個（小趾和無名趾外側1/2）以上的腳趾頭為陽性，看到的腳趾頭愈多，判斷前足區的外展角度愈大。

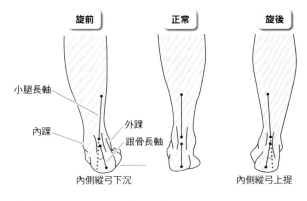

圖1 ● leg heel angle（LHA）

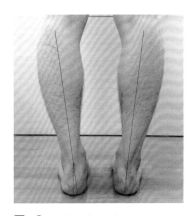

圖2 ● leg-heel angle
基準值：5度
5度以上判定有旋前傾向，5度以下判定有旋後傾向。
本病例為左跟骨旋前。

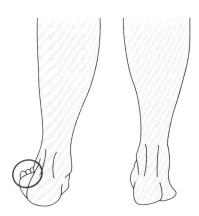

圖3 ● too many toes sign

患者採取站立姿勢，保持患側足跟緊貼於地面（同足跟著地期的姿勢），而健側（對側）下肢向後退一步。從這個姿勢開始，讓健側腳向前踏出一步，反覆下達這個指令。

1）從足部後方觀察

從足部後方觀察，確認跟骨相對於小腿長軸的旋轉運動（圖4）。正常足部的情況下，健側（對側）向前踏出一步時，患側跟骨隨之輕度旋後，並且於站立中期後變成旋前狀態。開始踏步時，從跟骨過度旋後的情況判定為後足旋後足；而開始踏步時，從跟骨旋前的情況則判定為後足旋前足。

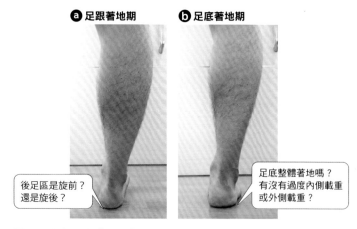

ⓐ 足跟著地期　　**ⓑ 足底著地期**

後足區是旋前？還是旋後？

足底整體著地嗎？有沒有過度內側載重或外側載重？

圖4 ● 站立初期（後方）

2）從足部內側觀察

從內側檢視內側縱弓（圖5，6）。內側縱弓由跟骨載距突、舟狀骨結節、第一蹠骨頭構成，呈弧弓形狀。正常足部的情況下，向前踏出健側（對側）時，患側的舟狀骨粗隆輕度下沉，跟骨～蹠骨頭間的距離稍微拉開，所以足弓弧度略微變小。

一旦舟狀骨粗隆下沉幅度變大，不僅足弓弧度再變小，跟骨～蹠骨頭間的距離也會變得更加明顯，由此可以判別為**內側縱弓塌陷**或**鬆弛足**。另一方面，舟狀骨粗隆幾乎未下沉，足弓弧度未再變小，而且跟骨～蹠骨頭間的距離也沒有變大，這種情況則判別為**內側縱弓上提**或**硬足**。

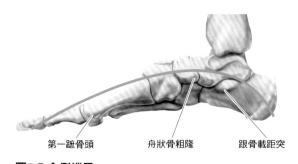

第一蹠骨頭　　　　舟狀骨粗隆　　　　跟骨載距突

圖5 ● 內側縱弓

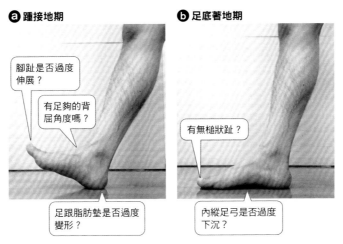

ⓐ 踵接地期　　　　**ⓑ 足底著地期**

腳趾是否過度伸展？

有足夠的背屈角度嗎？

有無槌狀趾？

足跟脂肪墊是否過度變形？

內縱足弓是否過度下沉？

圖6 ● 站立初期（內側）

3）從足部外側觀察

從外側檢視外側縱弓（**圖7，8**）。外側縱弓由跟骨、骰骨、第五蹠骨頭構成，同樣呈弧弓形狀。正常足部的情況下，向前踏出健側（對側）時，患側骰骨輕度下沉，跟骨～蹠骨頭間的距離稍微拉開，所以足弓弧度略微變小。

一旦骰骨下沉幅度變大，不僅足弓弧度再變小，跟骨～蹠骨頭間的距離也會變得更加明顯，由此可以判別為**外側縱弓塌陷**或**鬆弛足**。另一方面，骰骨幾乎未下沉，足弓弧度未再變小，而且跟骨～蹠骨頭間的距離也沒有變大，這種情況則判別為**外側縱弓上提**或**硬足**。

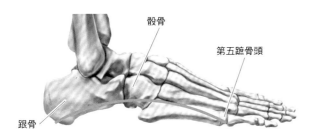

骰骨

第五蹠骨頭

跟骨

圖7 ● 外側縱弓

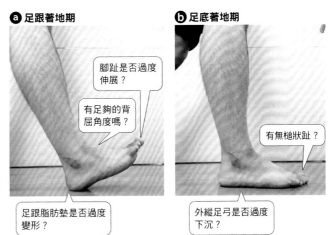

ⓐ 足跟著地期　　　　**ⓑ 足底著地期**

腳趾是否過度伸展？

有足夠的背屈角度嗎？

有無槌狀趾？

圖8 ● 站立初期（外側）

足跟脂肪墊是否過度變形？

外縱足弓是否過度下沉？

4) 從足部前方觀察

　　從足部前方觀察母趾列、小趾列和橫弓（圖9）。拇趾列由第一蹠骨和第一近端趾骨構成，小趾列由第五蹠骨和第五近端趾骨構成，橫弓則由第二～四蹠骨頭和第一・第五蹠骨頭連接成弧弓形狀。正常足部的情況下，拇趾列（外翻角）與小趾列（內翻角）幾乎呈一直線，而形成橫弓的第二～四蹠骨頭略高於第一・第五蹠骨頭。

　　第二～四蹠骨頭的高度和第一・第五蹠骨頭的高度相同，甚至低於第一・第五蹠骨頭的高度，這種情況判別為**橫弓塌陷**。在橫弓塌陷病例中，常見拇趾外翻角和小趾內翻角變大。除此之外，拇趾外翻角會隨內側縱弓逐漸下沉而變大；小趾外翻角則會隨外側縱弓逐漸下沉而變大。拇趾外翻和小趾內翻因附著於腳趾的肌肉牽張力而引起。內側縱弓下沉時，附著於拇趾的屈肌・伸肌遭到拉扯，而外側縱弓下沉時，附著於小趾的屈肌・伸肌遭到拉扯，長度不足的部分，藉由拇趾的外翻與小趾的內翻來加以補足，結果就演變成拇趾外翻和小趾內翻的變形。

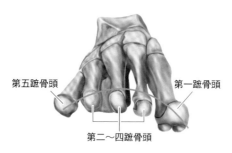

第五蹠骨頭　　　　　　　　　　第一蹠骨頭

第二～四蹠骨頭

圖9● 橫弓

3 特定部位評估與治療

① 真正需要的徒手治療與運動治療

Point

- 施以正確的徒手治療・運動治療前，需要進行適當的評估。
- 施以徒手治療・運動治療時，需要具備機能解剖知識與觸診技術。
- 判定疼痛的發生機轉後，必然知道需要什麼樣的治療技法。

　　適當的評估是施以正確運動治療的先決條件。尤其初學者難免有重視徒手治療技術甚於評估的傾向，因嚮往資深治療師的高超徒手治療與運動治療技巧而將精力擺在學習技法上，最終因為結果不如預期而陷入苦惱中。之所以落入這樣的下場，原因多半出在評估。評估與治療是一體兩面，唯有確實基於評估所獲得的資訊，才能有效提升徒手治療與運動治療的效果。希望大家學習徒手治療與運動治療時，心裡必須先有這樣的觀念。

　　除此之外，這裡介紹的徒手治療與運動治療都只是其中一小部分，但其實只要透過適當評估了解病症，自然會知道患者真正需要什麼樣的治療技法。基於評估所獲得的資訊，進一步探索疼痛發生機轉，再結合機能解剖基礎知識與觸診技術，初學者也能確實進行精準且適宜的治療。

如何循序進行徒手治療・運動治療

　　多種功能障礙同時發生時，建議先確認壓痛和伸展痛。標的組織有壓痛現象，而且壓痛隨牽拉組織的動作加劇時，必須提高優先治療的順位。治療目標是牽拉組織時不會造成疼痛程度加劇。相反的，壓痛現象不因牽拉組織的動作而有所改變，可以先暫時降低治療的優先順序。

　　關於貼紮，礙於本書篇幅有限，無法全數完整記述，底下先針對使用貼紮的用意加以解說。基本上，貼紮的預期效果是減輕・緩解伴隨運動而來的疼痛。因此，必須確認關節往哪個方向活動時會產生疼痛，然後再使用貼紮固定以限制該方向的活動。

　　關於矯正足墊片也一樣，礙於篇幅無法全數完整記述，底下同樣先針對使用矯正足墊片的用意加以解說。基本上，矯正足墊片的目的是減輕・緩解隨足弓下沉而引起的疼痛。因此，必須確認足弓哪個部位下沉時會產生疼痛，並且製作改善足弓下沉的矯正足墊片。

② 皮膚・皮下滑囊・滑囊的評估與治療

Point

● 皮膚、皮下滑囊、滑囊的功用是促進組織間的順暢滑動。

● 關鍵在於針對滑動障礙，操作促使組織間滑動的治療。

● 急性期階段，將收縮力・伸展力的強度，以及關節活動的操作速度盡量控制在最小且最慢，進入慢性期後再慢慢增強。

1 前言

1) 皮膚・皮下滑囊・滑囊的基本評估

　　疼痛或活動範圍受限的誘因是皮膚時，通常會發生在皮膚切開（手術侵入）、皮膚外傷、開放性骨折、形成水泡後。皮下組織（**淺層筋膜**）由疏鬆結締組織構成，組織間的結合鬆散且有彈性，因此皮膚能在皮下組織上方自由滑動。然而皮膚與皮下組織之間形成沾黏・疤痕而失去滑動性時，容易造成關節在需要皮膚滑動性的活動方向上出現活動範圍受限的情況，還會進一步誘發疼痛症狀。疼痛的緩解與活動範圍的改善都需要較長的治療時間。另一方面，皮膚造成的活動範圍受限還有一大特徵，那就是以徒手方式將皮膚拉向原有的滑動方向時，不僅能擴大關節活動範圍，也能減輕・緩解疼痛。

　　進行侵入性治療的情況下，將切開的肌肉與皮膚縫合後，手術就算是完成了。其中皮膚切開部位的修復速度比其他軟組織來得快，除了能夠有效防止體外細菌的入侵，也有助於促使皮膚和下方的皮下組織及早形成沾黏・疤痕，以利維持柔軟的滑動性。

2) 皮膚・皮下滑囊・滑囊的基本治療

　　改善踝關節・足部疼痛與活動範圍受限的第一步，就是維持位於最表層的皮膚與皮下滑囊的充分滑動性。皮膚是距離關節最遠且需要伸展性與滑動性的組織，當多種因素誘發疼痛或活動範圍受限，首要之務即是恢復皮膚原有功能。唯有優先改善皮膚功能，才能進一步改善位於皮膚深層的皮下組織・小腿筋膜・神經・血管・肌肉・肌腱・韌帶・關節囊等的伸展性與滑動性。

　　另一方面，滑囊位於皮膚和肌肉、肌腱等組織之間，容易受到摩擦刺激，一旦某些因素造成滑囊形成沾黏・疤痕而失去滑動性，容易進一步誘發組織間的摩擦增強、活動受到限制，以及產生疼痛症狀。

　　皮膚・皮下滑囊・滑囊等組織對侵入性刺激極為敏感，如果組織受損引起發炎，通常需要一定程度的恢復期，也需要一段時間才能使症狀完全緩解（請參照第2章-2）。施以運動治療時，在急性發炎期，務必注意不要額外增加侵入性刺激，維持組織間滑動性時，也要經常向

患者確認狀態以避免疼痛惡化。在組織增生期與成熟重塑期間，小心謹慎地進行治療，慢慢改善組織間的滑動性。治療之前，腦中必須先有往哪個方向活動會產生疼痛、觸摸哪個部位會造成疼痛、伸展或收縮哪塊肌肉又會引起疼痛等概念。雖然常有專家建議發炎期要冰敷，但筆者通常不採用這個方式。

　　關於操作關節活動時的負荷量，若收縮情況下MMT為2，伸展時先從輕微感覺得到牽張力的程度開始，然後慢慢增加負荷至MMT 3～4，伸展時能夠充分感受到牽張力。10次為1個回合，一邊評估一邊進行治療。

　　發炎各階段的基本治療方針如下所示。

急性發炎期：目的是緩和誘發症狀的發炎。為了避免壓迫與摩擦增加侵入性刺激，在標的部位和鞋襪之間置放紗布以減輕壓力（圖1）。
增生期：逐漸形成沾黏‧疤痕。進行運動治療時，在能夠自我控制疼痛範圍內進行主動踝關節運動，盡量抑制二次形成沾黏‧疤痕。除此之外，多加留意直接接觸患部可能導致疼痛惡化。
成熟重塑期：沾黏‧疤痕使滑動性消失。起初先以最溫和的方式操作關節活動，隨著滑動性的改善，慢慢增加關節活動的力度與角度。反覆操作至疼痛減輕‧緩解。

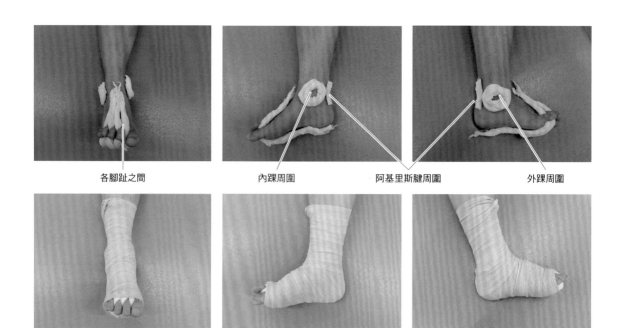

各腳趾之間　　　　　內踝周圍　　　　　阿基里斯腱周圍　　　　　外踝周圍

圖1 ● 實際擺放紗布的位置

2 皮膚的評估與治療

1) 急性發炎期（受傷後數小時～5天，圖2a）

在傷口修復過程中，皮膚是最早進行修復的軟組織，但皮膚自修復到傷口閉合期間極可能發生感染，在這段期間千萬不要直接接觸傷口周圍的皮膚，也不要施以牽拉刺激。首要之務是確認徒手治療或運動治療後是否出現發炎惡化或滲出液的現象。

2) 增生期（5天～2週，圖2b）

皮膚持續修復，傷口逐漸閉合，這段期間仍要繼續避免對皮膚施以牽拉刺激。務必隨時確認皮膚與皮下組織之間的**滑動性**。

具體治療方式為徒手拉近皮膚切開部位、皮膚外傷部位、水泡形成部位的狀態下，讓皮膚和皮下組織間進行滑動。向近端・遠端・內側・外側方向滑動，比較健側與患側之間的阻力、滑動量差異。

3) 成熟重塑期（10天～4週，圖2c）

皮膚修復且傷口閉合後，可以開始觸摸皮膚、施加牽拉刺激。在這段期間仍要經常確認皮膚與皮下組織之間、皮膚切開部位、皮膚外傷部位、水泡形成部位的滑動性，以及隨滑動產生的**疼痛**。

關於皮膚的修復，在開放性骨折和形成水泡後的情況下，急性發炎期、增生期、成熟重塑期的期間都可能因傷口範圍和深度而有所延長，若修復期間大幅延遲，請務必諮詢主治醫師並討論治療方針。

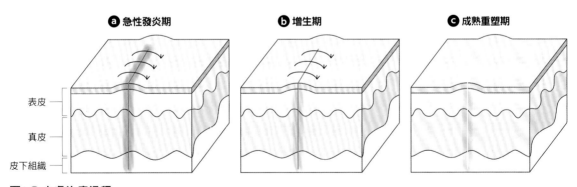

ⓐ 急性發炎期　　**ⓑ 增生期**　　**ⓒ 成熟重塑期**

表皮

真皮

皮下組織

圖2 ● 皮膚治療過程

1) 外踝皮下滑囊

1 評估

- 針對急性發炎期的5個徵兆（疼痛、發紅、發熱、腫脹、功能障礙）進行評估。
- 在增生期階段，皮膚和外踝間逐漸形成沾黏・疤痕，從這段期間開始必須謹慎進行滑動性評估。
- 沾黏和疤痕於成熟重塑期階段完成，是引起關節活動時疼痛或活動範圍受限的主因，務必確實進行滑動性評估。
- 進行滑動性評估時，用手抓握覆蓋外踝皮下滑囊的皮膚，將皮膚朝外踝的近端・遠端、前側・後側移動，比較健側與患側的**滑動量**，以及伴隨滑動產生的**疼痛**（圖3）。

2 治療

- **急性發炎期**：為避免壓迫和摩擦造成侵入性刺激，建議在外踝和鞋襪之間置放紗布以減輕壓力。
- **增生期**：在能夠自我控制疼痛範圍內進行踝關節內翻・外翻主動運動。
- **成熟重塑期**：

  ①前側・後側移動。

  ②搭配踝關節的內翻・外翻主動運動。

  ③反覆操作至疼痛減輕・緩解（圖3）

2) 內踝皮下滑囊

1 評估

- 針對急性發炎期的5個徵兆（疼痛、發紅、發熱、腫脹、功能障礙）進行評估。
- 進行滑動性評估時，用手抓握覆蓋內踝皮下滑囊的皮膚，將皮膚朝內踝的近端・遠端、前側・後側移動，確認**滑動量**與伴隨滑動產生的**疼痛**（圖4）。

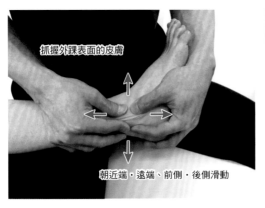
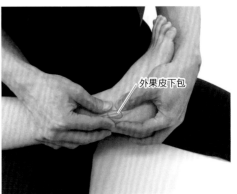

抓握外踝表面的皮膚

朝近端・遠端、前側・後側滑動

外果皮下包

圖3●評估外踝皮下滑囊的滑動性並針對沾黏進行治療

在成熟重塑期，搭配踝關節的內翻・外翻主動運動。

2 治療

- **急性發炎期：**為避免壓迫和摩擦造成侵入性刺激，建議在內踝和鞋襪之間置放紗布以減輕壓力。
- **增生期：**在能夠自我控制疼痛範圍內進行踝關節外翻・內翻主動運動。
- **成熟重塑期：**

①用手抓握覆蓋內踝的皮膚。

②將皮膚朝內踝的近端・遠端、前側・後側移動。進一步搭配踝關節的外翻・內翻主動運動。

③反覆操作至疼痛減輕・緩解（圖4）

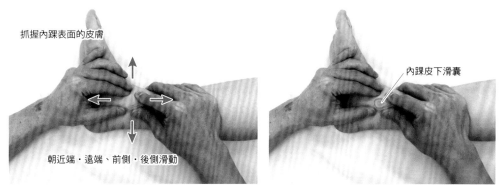

抓握內踝表面的皮膚

內踝皮下滑囊

朝近端・遠端、前側・後側滑動

圖4 ● 評估內踝皮下滑囊的滑動性並針對沾黏進行治療

在成熟重塑期，搭配踝關節的外翻・內翻主動運動。

3）阿基里斯腱皮下滑囊

1 評估

- 同外踝皮下滑囊針對發炎進行評估。
- 進行滑動性評估時，在踝關節背屈姿勢下，用手抓握覆蓋阿基里斯腱皮下滑囊的皮膚，將皮膚朝阿基里斯腱的近端・遠端、外側・內側移動，確認**滑動量**與伴隨滑動產生的**疼痛**（圖5）。

2 治療

- **急性發炎期：**為避免壓迫和摩擦造成侵入性刺激，建議在阿基里斯腱和鞋襪之間置放紗布以減輕壓力。
- **增生期：**在能夠自我控制疼痛範圍內進行踝關節背屈・蹠屈主動運動。
- **成熟重塑期：**

①用手抓握覆蓋阿基里斯腱的皮膚。

②將皮膚朝阿基里斯腱的近端・遠端、內側・外側移動。進一步搭配踝關節的背屈・蹠屈主動運動。

③反覆操作至疼痛減輕・緩解（圖5）。

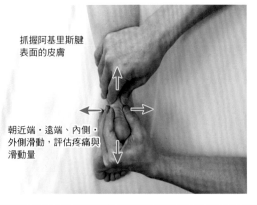
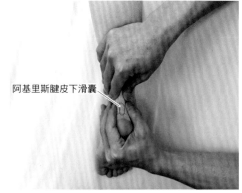

抓握阿基里斯腱
表面的皮膚

阿基里斯腱皮下滑囊

朝近端・遠端、內側・
外側滑動，評估疼痛與
滑動量

圖5 ●評估阿基里斯腱皮下滑囊的滑動性並針對沾黏進行治療
在成熟重塑期，搭配踝關節的背屈・蹠屈主動運動。

---

4 跟骨後滑囊的評估與治療

① 評估

- 同外踝皮下滑囊針對發炎進行評估。
- 進行滑動性評估時，在踝關節蹠屈姿勢下，用手抓握阿基里斯腱和跟骨粗隆之間，使踝關節呈背屈姿勢，確認跟骨後滑囊的**滑動量**與伴隨滑動產生的**疼痛**（**圖6**）。

② 治療

- **急性發炎期：**為避免侵入性刺激，必須限制跑步與蹲踞動作。
- **增生期：**在能夠自我控制疼痛範圍內進行踝關節背屈・蹠屈運動。
- **成熟重塑期：**

  ①以指腹抓握阿基里斯腱與跟骨粗隆之間，使其分離。

  ②搭配踝關節的背屈・蹠屈主動運動。

  ③反覆操作至疼痛減輕・緩解（**圖6**）。

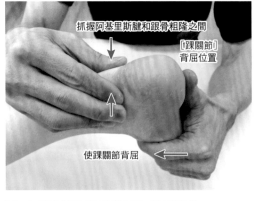
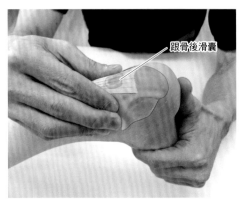

抓握阿基里斯腱和跟骨粗隆之間

〔踝關節〕
背屈位置

跟骨後滑囊

使踝關節背屈

圖6 ●評估與治療跟骨後滑囊的滑動性
在成熟重塑期，搭配踝關節的背屈・蹠屈主動運動。

③ 特定部位評估與治療

③ 肌肉的評估與治療

Point

- 透過肌肉的壓痛現象、僵硬度、疼痛種類來鑑別肌肉痙攣・肌肉短縮・沾黏。
- 肌肉痙攣・肌肉短縮・沾黏,無論發生哪一種功能障礙,肌肉伸展所需時間和施以的收縮強度・時間都不盡相同。
- 交替進行運動治療與評估。

　　肌肉功能障礙包含肌肉痙攣、肌肉短縮、沾黏。急性發炎期主要是肌肉痙攣,從增生期至成熟重塑期,則是肌肉纖維化(肌肉短縮)或損傷組織間形成沾黏。

　　改善肌肉痙攣・肌肉短縮・沾黏,不僅能減輕・緩解踝關節・足部的疼痛與活動範圍受限問題,同時也是恢復肌力和關節活動速度等功能的必要條件。

1 疼痛和活動範圍受限的起因是肌肉時的發生機轉與運動治療

1)肌肉痙攣

1 發生機轉

　　肌肉痙攣(muscle spasm)是指肌肉抽筋的狀態,多半會伴隨血管痙攣。當關節周圍的組織受到侵入性刺激,傷害受器立即產生反應,並將訊號傳送至脊髓。透過脊髓反射作用於 α 運動神經元,進而促使肌肉收縮引起痙攣(**圖1**)。

　　肌肉痙攣時,釋放大量致痛物質到肌細胞外,因此產生疼痛感覺(**圖2**)。這時由於高閾值機械感受器和多覺型感受器的閾值降低,對壓力刺激的感受因此上升[1~5]。除此之外,脊髓反射使肌肉緊繃、肌腔室壓力持續升高,在這種狀態下若再施加過度收縮或伸展刺激,便容易誘發疼痛(**神經肌肉反射障礙**)[1,6,7]。

　　也就是說,進行肌肉痙攣的評估時,觀察**壓痛現象、肌肉緊繃、收縮痛、伸展痛**是非常重要的一環(**表1**)。

表1 ● 痙攣・短縮・沾黏等肌肉現象

	①肌肉痙攣	②肌肉短縮	③沾黏
壓痛	(++)	(-)	(+)
伸展位置緊繃	(++)	(++)	(++)
鬆弛位置緊繃	(++)	(-)	(+)
伸展痛	(++)	(++)	(++)
收縮痛	(++)	(-)	(+)
僵硬度	(+)	(+)	(++)
病症	神經肌肉反射障礙	肌肉實質部障礙	組織間滑動障礙

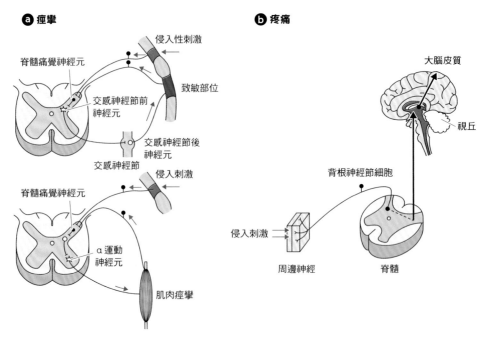

圖1 ● 侵入刺激造成血管痙攣和肌肉痙攣的發生機轉

在形成脊髓反射的路徑中，經交感神經相關的神經元引起血管痙攣。

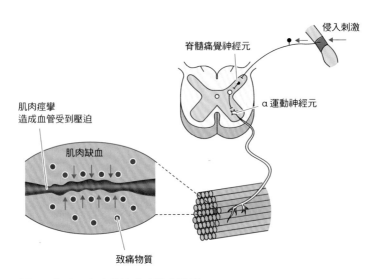

圖2 ● 伴隨肌肉痙攣的疼痛發生機轉

肌肉痙攣促使肌腔室壓力升高，進而容易誘發肌肉疼痛。

2 治療

針對肌肉痙攣，讓肌肉反覆進行輕度伸展與收縮的等長收縮運動治療有非常不錯的效果（圖3）[8]。等長收縮運動帶給肌腱輕度牽引刺激，促使高基氏肌腱受器興奮，並且透過脊髓反射的抑制性中間神經元傳導訊號，下令肌肉放鬆（**Ib抑制**，圖4）。另外，反覆的肌肉收縮也可以透過肌肉幫浦作用改善肌肉的血液循環，以及促使排泄致痛物質，當肌腔室壓力下降，自然能夠減輕・緩解壓痛和伴隨收縮・伸展產生的疼痛。

所謂輕度牽拉，是指標的肌肉有舒服的拉伸感覺。收縮力量大約是MMT 1（確認有肌肉收縮現象）～2（移除重力下能夠全關節運動）的程度。10次為1個回合，操作過程中隨時確認肌腹壓痛現象逐漸減輕。

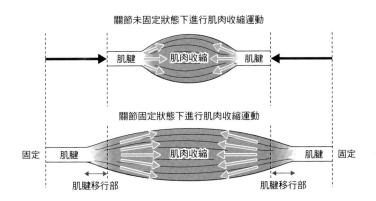

圖3 ● 等長收縮的功能特性

肌肉以肌腹為中心，兩端為肌腱，肌腱附著於骨骼上。固定一側關節的狀態下進行肌肉收縮運動，兩側的肌腱會被拉向中心處。肌腱本身缺乏伸展性，因此肌肉收縮所需要的長度，會藉由肌腱移行部的伸展來加以補足。

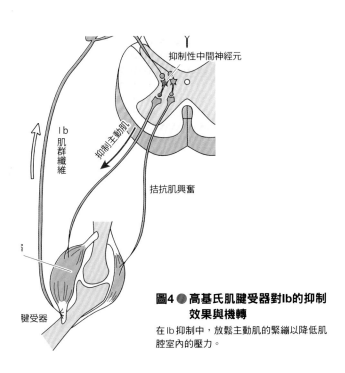

圖4 ● 高基氏肌腱受器對Ib的抑制效果與機轉

在Ib抑制中，放鬆主動肌的緊繃以降低肌腔室內的壓力。

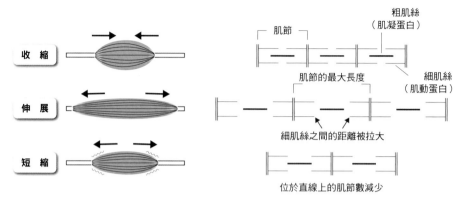

圖5●隨肌節數減少的肌肉短縮發生機轉

肌節沿肌纖維長軸排列，肌節減少時，肌肉的伸展性會降低。

2）肌肉短縮

1 發生機轉

　　肌肉短縮（muscle shortning）是指肌肉因伸展刺激而無法拉伸且阻力增加的狀態。這是因為肌肉實質部的伸展性變差，以及筋膜纖維化等因素造成[1,9]。

　　拉伸肌肉時，構成肌纖維的最小單位肌節被拉往長軸方向，由於肌節數量減少，導致阻力增加而難以伸展，這種情況稱為肌肉實質部伸展性降低（**肌肉實質部功能障礙**，圖5）。

　　而所謂筋膜纖維化，則是指關節不動（固定）或缺乏運動等因素導致筋膜或肌內膜的膠原蛋白分子末端產生交聯作用（針對平行走向的組織進行垂直連接），進而促使筋膜變硬，面對伸展刺激時，因阻力增加而難以拉伸的狀態。（**圖6**）[10,11]。但組織相對穩定，也因為閾值高的關係，對於按壓刺激比較不會感到強烈疼痛[12]，進行過度肌肉收縮時，也不容易誘發疼痛。

　　也就是說，出現**伸展痛・肌肉僵硬**等症狀、輕度甚至是沒有壓痛現象、沒有收縮痛等情況時，疑似肌肉短縮。

2 治療

　　針對肌肉短縮，最有效的治療方法是反覆進行適度肌肉伸展與收縮的等長收縮運動[1]。這裡所說的適度伸展是指不會引起疼痛的牽拉，持續2～3秒讓標的肌肉有舒服的拉伸感覺。收縮力量大約是MMT3（能夠抵抗重力的全關節運動）～4（施加阻力也能夠抵抗重力的全關節運動）的程度。10次為1個回合，操作過程中隨時確認肌腹阻力逐漸減輕。

　　操作等長收縮運動時，肌腱移行部被適度拉伸，藉由肌節的合成（增生），有助於肌肉實質部的延長，進而減輕・緩解肌肉伸展時產生的疼痛。另一方面，透過反覆的肌肉收縮也有助於產熱，讓產生交聯作用的膠原蛋白分子容易分離。

ⓐ 正常膠原蛋白分子

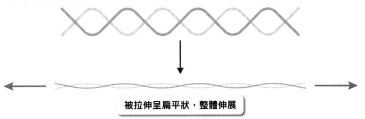

被拉伸呈扁平狀，整體伸展

ⓑ 產生交聯作用的膠原蛋白分子

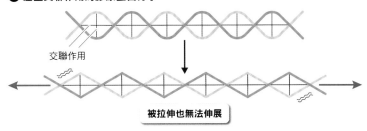

交聯作用

被拉伸也無法伸展

圖6 ● 膠原蛋白分子的交聯作用導致肌肉短縮的發生機轉
膠原蛋白分子產生交聯作用，因伸展阻力增加，導致肌肉伸展性變差。

ⓐ proximal amplitude受阻

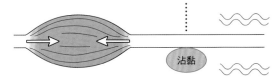

沾黏

肌肉收縮產生的張力無法傳遞至沾黏部位的遠端

ⓑ distal excursion受阻

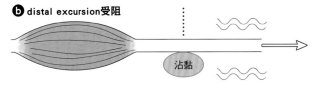

沾黏

遠端部位的牽拉張力無法傳遞至沾黏部位的近端

圖7 ● 沾黏評估

3）沾黏

1 發生機轉

　　沾黏（adhesion）是指組織間結塊而無法滑動，也包含黏度變高而失去滑動性的狀態。軟組織受損時，修復過程中因纖維蛋白原沉澱和纖維母細胞增生・成熟而形成疤痕組織，疤痕組織進一步擴展至周圍組織形成沾黏・疤痕化。因此沾黏部位的四周不僅變硬，往近端方向滑動（proximal amplitude）和往遠端方向滑動（distal excursion）的阻力也會增加，而且還有明顯的收縮痛與伸展痛（**組織間滑動障礙，圖7**）。

也就是說，評估沾黏的時候，重點必須擺在仔細觀察**收縮痛、伸展痛、組織硬度**。除此之外，沾黏不僅發生在肌肉，也務必多加留意皮膚・皮下滑囊・滑囊・脂肪墊・韌帶・關節囊等所有軟組織的縫隙。

關於肌肉硬度，肌肉痙攣是一種無關關節姿勢，肌肉處於高度緊繃的狀態；肌肉短縮是伸展姿勢下，肌肉變硬的狀態，而沾黏則是依關節姿勢的不同，僅沾黏部位周圍變硬的狀態。

另一方面，評估時也要多加留意緊鄰的組織會因為單側外傷而容易產生沾黏或滑動障礙等現象。

② 治療

針對沾黏組織施以滑動刺激，藉此促使組織間滑動，這樣的運動治療能夠有效解決沾黏問題。針對沾黏的組織進行適度伸展（往遠端方向的滑動刺激），接著再給予肌肉適度收縮（往近端方向的滑動刺激）。透過反覆操作讓沾黏的組織慢慢剝離。

這裡所說的伸展是指不會引起疼痛的牽拉，持續2~3秒讓沾黏部位有舒服的拉伸感覺。收縮力量大約是MMT 3~4的程度，併用等張收縮運動和等長收縮運動，10次為1個回合，操作過程中隨時確認沾黏部位逐漸變軟。

另一方面，肌肉某些部位容易僵硬，恐怕也是因為肌肉容易承載重量的部位產生這種類似現象所導致。針對各肌肉容易僵硬或有壓痛現象的部位，我們特別做了標記供大家參考。

從②開始將為大家解說伸展操作與收縮操作。針對肌肉痙攣・肌肉短縮・沾黏的運動治療中，伸展操作的牽拉強度和牽拉時間各不相同；收縮操作的收縮強度・時間・方法（等張收縮運動・等長收縮運動）也各不相同。以肌肉為對象的運動治療中，務必先解決痙攣問題，然後再著手處理短縮和沾黏現象。按照肌肉狀態來組合不同的治療方式，提供患者真正需要的運動治療。

2　小腿三頭肌的評估與治療

1）腓腸肌

① 評估

- **壓痛：**腓腸肌內側頭・外側頭，以及肌腹至腓長肌肌腱移行部多有壓痛現象，膝關節附著部尤其明顯。
- **肌肉僵硬：**相比於健側，腓腸肌內側頭・外側頭，以及股骨內側髁和外側髁後面至腓長肌肌腱移行部多有肌肉僵硬現象。
- **鄰近組織：**腓腸肌表層鄰近小腿筋膜，深層連接比目魚肌。
- **伸展痛評估：**以膝關節伸展位置為起始姿勢，接著讓踝關節進行背屈運動，若背屈角度達10度之前產生疼痛，疑似腓腸肌有伸展痛現象（**圖8a**）。
- **收縮痛評估：**以膝關節伸展位置為起始姿勢，接著讓踝關節進行蹠屈運動，施加阻力時若產生疼痛，疑似腓腸肌有收縮痛現象（**圖8b**）。

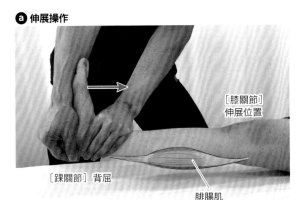 **ⓐ 伸展操作**

［膝關節］
伸展位置

［踝關節］背屈

腓腸肌

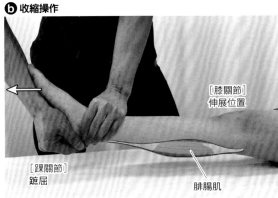 **ⓑ 收縮操作**

［膝關節］
伸展位置

［踝關節］
蹠屈

腓腸肌

圖8●針對腓腸肌功能障礙進行評估與治療

2 治療

［痙攣］

①讓患者維持膝關節伸展位置。

②一手握住**阿基里斯腱**，一手抓握足部。

③一手感覺阿基里斯腱的拉伸，一手誘導踝關節背屈，在痙攣部位施加輕度拉伸刺激（**圖8a**）。

④操作完③之後，讓踝關節蹠屈，使腓腸肌輕度收縮（**圖8b**）。

⑤反覆操作①～④一連串動作，直到腓腸肌的**肌肉緊繃・收縮痛・伸展痛**減輕，而且**壓痛現象**緩解。

［短縮］

①讓患者維持膝關節伸展位置。

②一手握住**阿基里斯腱**，一手抓握足部。

③一手感覺阿基里斯腱的拉伸，一手誘導踝關節背屈，在短縮部位施加適度的拉伸刺激（**圖8a**）。

④操作完③之後，從所得角度轉為踝關節蹠屈，治療師施以阻力讓腓腸肌進行等長收縮運動（**圖8b**）。

⑤反覆操作①～④一連串動作，直到腓腸肌的**伸展痛・肌肉僵硬**減輕・緩解。

［沾黏］

①讓患者維持膝關節伸展位置。

②一手握住**腓腸肌**沾黏部位，一手抓握足部。

③一手感覺沾黏部位的拉伸，一手將踝關節朝背屈方向牽拉，在沾黏部位施加遠端方向的滑動刺激（**圖8a**）。

④操作完③之後，從所得角度轉為踝關節蹠屈，讓腓腸肌進行等張收縮運動和等長收縮運動，並施加近端方向的滑動刺激（**圖8b**）。

⑤反覆操作①～④一連串動作，直到腓腸肌的**收縮痛・伸展痛・組織僵硬**減輕・緩解，而且重新獲得**滑動性**。

2) 比目魚肌

1 評估

- **壓痛：** 從比目魚肌線到比目魚肌肌腱移行部多有壓痛現象，腓腸肌肌腱移行部尤其明顯。
- **肌肉僵硬：** 相比於健側，從比目魚肌線到比目魚肌肌腱移行部多有肌肉僵硬現象，內側尤其明顯。
- **鄰近組織：** 比目魚肌表層連接腓腸肌，深層連接筋膜・後側深層腔室。
- **伸展痛評估：** 以膝關節屈曲位置為起始姿勢，接著讓踝關節進行背屈運動，若背屈角度達20度之前產生疼痛，疑似比目魚肌有伸展痛現象（圖9a）。
- **收縮痛評估：** 以膝關節屈曲位置為起始姿勢，接著讓踝關節進行蹠屈・內翻運動，施加阻力時若產生疼痛，疑似比目魚肌有收縮痛現象（圖9b）。

2 治療

[痙攣]

①讓患者維持膝關節屈曲位置。

②一手握住**阿基里斯腱**，一手抓握足部。

③一手感覺阿基里斯腱的拉伸，一手誘導踝關節背屈，在痙攣部位施加輕度拉伸刺激（圖9a）。

④操作完③之後，從所得角度轉為踝關節蹠屈・內翻，使比目魚肌輕度收縮（圖9b）。

⑤反覆操作①～④一連串動作，直到比目魚肌的**肌肉緊繃・收縮痛・伸展痛**減輕，而且**壓痛現象**緩解。

[短縮]

①讓患者維持膝關節屈曲位置。

②一手握住**阿基里斯腱**，一手抓握足部。

③一手感覺阿基里斯腱的拉伸，一手誘導踝關節背屈，在短縮部位施加適度的拉伸刺激（圖9a）。

④操作完③之後，從所得角度轉為踝關節蹠屈・內翻，治療師施以阻力讓比目魚肌進行等長收縮運動（圖9b）。

⑤反覆操作①～④一連串動作，直到比目魚肌的**伸展痛・肌肉僵硬**減輕・緩解。

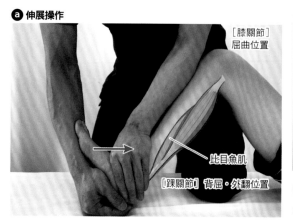
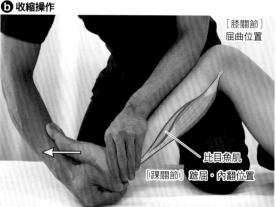

ⓐ 伸展操作　[膝關節]屈曲位置　比目魚肌　[踝關節]背屈・外翻位置

ⓑ 收縮操作　[膝關節]屈曲位置　比目魚肌　[踝關節]蹠屈・內翻位置

圖9 ● 針對比目魚肌功能障礙進行評估與治療

[沾黏]

①讓患者維持膝關節屈曲位置。

②一手握住**比目魚肌**沾黏部位，一手抓握足部。

③一手感覺沾黏部位的拉伸，一手將踝關節往背屈方向牽拉，在沾黏部位施加遠端方向的滑動刺激（**圖9a**）。

④操作完③之後，從所得角度轉為踝關節蹠屈・內翻，讓比目魚肌收縮並施加近端方向的滑動刺激（**圖9b**）。

⑤反覆操作①～④一連串動作，直到比目魚肌的**收縮痛・伸展痛・組織僵硬**減輕・緩解，而且重新獲得**滑動性**。

3 脛前肌的評估與治療

1 評估

- **壓痛**：小腿近端的前外側面和伸肌支持帶下方多有壓痛現象。
- **肌肉僵硬**：相比於健側，從脛骨的近端外側前面至脛前肌肌腱移行部多有肌肉僵硬現象，脛骨側尤其明顯。
- **鄰近組織**：脛前肌外側連接伸趾長肌，內側連接脛骨，表層連接小腿筋膜，深層連接伸拇長肌・腓深神經・脛前動靜脈。
- **伸展痛評估**：以踝關節外翻位置為起始姿勢，接著讓踝關節進行蹠屈運動，若蹠屈角度達45度之前產生疼痛，疑似脛前肌有伸展痛現象（**圖10a**）。
- **收縮痛評估**：以拇趾・腳趾屈曲位置為起始姿勢，接著讓踝關節進行背屈・內翻運動，施加阻力時若產生疼痛，疑似脛前肌有收縮痛現象（**圖10b**）。

ⓐ 伸展操作

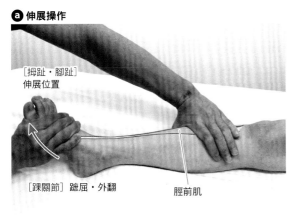

［拇趾・腳趾］
伸展位置

［踝關節］蹠屈・外翻

脛前肌

ⓑ 收縮操作

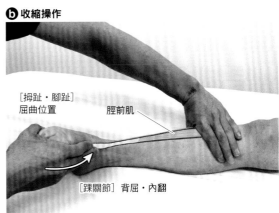

［拇趾・腳趾］
屈曲位置

脛前肌

［踝關節］背屈・內翻

圖10 ● 針對脛前肌功能障礙進行評估與治療

2 治療

[痙攣]

①讓患者維持膝關節屈曲位置。

②一手握住**脛前肌**的肌腹，一手抓握足部。

③一手感覺脛前肌的拉伸，一手誘導踝關節蹠屈・外翻，在痙攣部位施加輕度拉伸刺激（**圖10a**）。

④操作完③之後，從所得角度轉為踝關節背屈・內翻，使脛前肌輕度收縮（**圖10b**）。

⑤反覆操作①〜④一連串動作，直到脛前肌的**肌肉緊繃・收縮痛・伸展痛**減輕，而且**壓痛現象**緩解。

[短縮]

①讓患者維持膝關節屈曲位置。

②一手握住**脛前肌**的肌腹，一手抓握足部。

③一手感覺脛前肌的拉伸，一手誘導踝關節蹠屈・外翻，在短縮部位施加適度的拉伸刺激。

④操作完③之後，從所得角度轉為踝關節背屈・內翻，治療師施以阻力讓脛前肌進行等長收縮運動。

⑤反覆操作①〜④一連串動作，直到脛前肌的**伸展痛・肌肉僵硬**減輕・緩解。

[沾黏]

①讓患者維持膝關節屈曲位置。

②一手握住**脛前肌**沾黏部位，一手抓握足部。

③一手感覺沾黏部位的拉伸，一手將踝關節往蹠屈・外翻方向牽拉，在沾黏部位施加遠端方向的滑動刺激。

④操作完③之後，從所得角度轉為踝關節背屈・內翻，讓脛前肌收縮並施加近端方向的滑動刺激。

⑤反覆操作①〜④一連串動作，直到脛前肌的**收縮痛・伸展痛・組織僵硬**減輕・緩解，而且重新獲得**滑動性**。

4　伸趾長肌的評估與治療

1 評估

- **壓痛**：小腿中央的前面和伸肌支持帶下方多有壓痛現象。
- **肌肉僵硬**：相比於健側，從脛骨外側髁・骨間膜至伸趾長肌肌腱移行部多有肌肉僵硬現象，脛骨和骨間膜處尤其明顯。
- **鄰近組織**：伸趾長肌外側連接腓長・短肌，內側連接脛前肌、伸拇長肌，表層連接小腿筋膜。
- **伸展痛評估**：以腳趾屈曲位置和拇趾伸展為置為起始姿勢，接著讓踝關節進行蹠屈運動，若蹠屈角度達40度之前產生疼痛，疑似伸趾長肌有伸展痛現象（**圖11a**）。
- **收縮痛評估**：以拇趾屈曲位置為起始姿勢，接著讓踝關節進行背屈運動，讓腳趾進行伸展運動，施加阻力時若產生疼痛，疑似伸趾長肌有收縮痛現象（**圖11b**）。

❷ 治療

[痙攣]

① 讓患者維持膝關節屈曲位置。

② 一手握住**伸趾長肌**的肌腹，一手抓握足部。

③ 一手感覺伸趾長肌的拉伸，一手誘導踝關節蹠屈且腳趾屈曲，在痙攣部位施加輕度拉伸刺激（圖11a）。

④ 操作完③之後，從所得角度轉為踝關節背屈且腳趾伸展，使伸趾長肌輕度收縮（圖11b）。

⑤ 反覆操作①～④一連串動作，直到伸趾長肌的**肌肉緊繃・收縮痛・伸展痛**減輕，而且**壓痛現象**緩解。

[短縮]

① 讓患者維持膝關節屈曲位置。

② 一手握住**伸趾長肌**的肌腹，一手抓握足部。

③ 一手感覺伸趾長肌的拉伸，一手誘導踝關節蹠屈且腳趾屈曲，在短縮部位施加適度的拉伸刺激（圖11a）。

④ 操作完③之後，從所得角度轉為踝關節背屈且腳趾伸展，治療師施以阻力讓伸趾長肌進行等長收縮運動（圖11b）。

⑤ 反覆操作①～④一連串動作，直到伸趾長肌的**伸展痛・肌肉僵硬**減輕・緩解。

[沾黏]

① 讓患者維持膝關節屈曲位置。

② 一手握住**伸趾長肌**沾黏部位，一手抓握足部。

③ 一手感覺沾黏部位的拉伸，一手將踝關節往蹠屈，腳趾往屈曲方向牽拉，在沾黏部位施加遠端方向的滑動刺激（圖11a）。

④ 操作完③之後，從所得角度轉為踝關節背屈且腳趾伸展，讓伸趾長肌收縮並施加近端方向的滑動刺激（圖11b）。

⑤ 反覆操作①～④一連串動作，直到伸趾長肌的**收縮痛・伸展痛・組織僵硬**減輕・緩解，而且重新獲得**滑動性**。

ⓐ 伸展操作

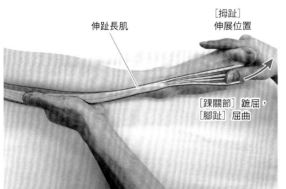

ⓑ 收縮操作

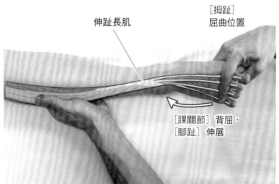

伸趾長肌　　　　[拇趾]伸展位置

[踝關節] 蹠屈，[腳趾] 屈曲

伸趾長肌　　　　[拇趾]屈曲位置

[踝關節] 背屈，[腳趾] 伸展

圖11 ● 針對伸趾長肌功能障礙進行評估與治療

1 評估

- **壓痛**：小腿遠端的前面和伸肌支持帶下方多有壓痛現象。
- **肌肉僵硬**：相比於健側，從骨間膜中段1/3處前面至伸拇長肌肌腱移行部多有肌肉僵硬現象，行經足背的肌腱也可能因為過度緊繃而浮現於皮膚上。
- **鄰近組織**：伸拇長肌表層外側連接伸趾長肌，表層內側連接脛前肌。伸拇長肌和脛前肌之間則有腓深神經・脛前動靜脈通過。
- **伸展痛評估**：以腳趾伸展位置，拇趾屈曲位置為起始姿勢，接著讓踝關節進行蹠屈運動，若蹠屈角度達40度之前產生疼痛，疑似伸拇長肌有伸展痛現象（圖12a）。
- **收縮痛評估**：以腳趾屈曲位置為起始姿勢，接著讓踝關節進行背屈且拇趾進行伸展運動，施加阻力時若產生疼痛，疑似伸拇長肌有收縮痛現象（圖12b）。

2 治療

[痙攣]

①讓患者維持膝關節屈曲位置。

②一手握住**伸拇長肌**的肌腹，一手抓握足部。

③一手感覺伸拇長肌的拉伸，一手誘導踝關節蹠屈且拇趾屈曲，在痙攣部位施加輕度拉伸刺激（圖12a）。

④操作完③之後，從所得角度轉為踝關節背屈且拇趾伸展，使伸拇長肌輕度收縮（圖12b）。

⑤反覆操作①～④一連串動作，直到伸拇長肌的**肌肉緊繃・收縮痛・伸展痛**減輕，而且**壓痛現象**緩解。

[短縮]

①讓患者維持膝關節屈曲位置。

②一手握住**伸拇長肌**的肌腹，一手抓握足部。

③一手感覺伸拇長肌的拉伸，一手誘導踝關節蹠屈且拇趾屈曲，在短縮部位施加適度的拉伸刺激（圖12a）。

ⓐ 伸展操作

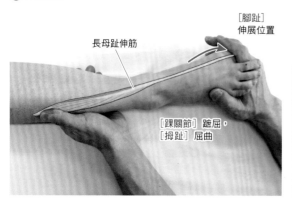

[腳趾] 伸展位置

長母趾伸筋

[踝關節] 蹠屈，
[拇趾] 屈曲

ⓑ 收縮操作

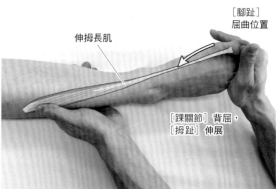

[腳趾] 屈曲位置

伸拇長肌

[踝關節] 背屈，
[拇趾] 伸展

圖12●針對伸拇長肌功能障礙進行評估與治療

④操作完③之後，從所得角度轉為踝關節背屈且拇趾伸展，治療師施以阻力讓伸拇長肌進行等長收縮運動（圖12b）。

⑤反覆操作①～④一連串動作，直到伸拇長肌的**伸展痛・肌肉僵硬**減輕・緩解。

[沾黏]

①讓患者維持膝關節屈曲位置。

②一手握住**伸拇長肌**沾黏部位，一手抓握足部。

③一手感覺沾黏部位的拉伸，一手將踝關節往蹠屈，拇趾往屈曲方向牽拉，在沾黏部位施加遠端方向的滑動刺激（圖12a）。

④操作完③之後，讓踝關節背屈，拇趾伸展，使伸拇長肌收縮並施加近端方向的滑動刺激（圖12b）。

⑤反覆操作①～④一連串動作，直到伸拇長肌的**收縮痛・伸展痛・組織僵硬**減輕・緩解，而且重新獲得**滑動性**。

6 脛後肌的評估與治療

1 評估

- **壓痛：**小腿中央後面、屈趾長肌附著部、內踝後面多有壓痛現象。
- **肌肉僵硬：**相比於健側，從骨間膜・脛骨內側後面至脛後肌肌腱移行部多有肌肉僵硬現象。
- **鄰近組織：**脛後肌外側連接屈拇長肌，內側連接屈趾長肌，表層連接脛神經・脛後動靜脈，深層連接骨間膜、比目魚肌。
- **伸展痛評估：**以膝關節屈曲、踝關節外展・外翻位置為起始姿勢，接著讓踝關節進行背屈運動，若背屈角度達20度之前產生疼痛，疑似脛後肌有伸展痛現象（圖13a）。
- **收縮痛評估：**以膝關節屈曲位置為起始姿勢，接著讓踝關節進行蹠屈・內收・內翻運動，施加阻力時若產生疼痛，疑似脛後肌有收縮痛現象（圖13b）。

2 治療

[痙攣]

①讓患者維持膝關節屈曲位置。

②一手握住**脛後肌**的肌腹，一手抓握足部（楔狀骨位置）。

③一手感覺脛後肌的拉伸，一手誘導踝關節背屈・外展・外翻，在痙攣部位施加輕度拉伸刺激（圖13a）。

④操作完③之後，從所得角度轉為踝關節蹠屈・內收・內翻，使脛後肌輕度收縮（圖13b）。

⑤反覆操作①～④一連串動作，直到脛後肌的**肌肉緊繃・收縮痛・伸展痛**減輕，而且**壓痛現象**緩解。

［短縮］

①讓患者維持膝關節屈曲位置。

②一手握住**脛後肌**的肌腹，一手抓握足部（楔狀骨部位）。

③一手感覺脛後肌的拉伸，一手誘導踝關節背屈・外展・外翻，在短縮部位施加適度的拉伸刺激（圖13a）。

④操作完③之後，從所得角度轉為踝關節蹠屈・內收・內翻，治療師施以阻力讓脛後肌進行等長收縮運動（圖13b）。

⑤反覆操作①～④一連串動作，直到脛後肌的**伸展痛・肌肉僵硬**減輕・緩解。

［沾黏］

①讓患者維持膝關節屈曲位置。

②一手握住**脛後肌**沾黏部位，一手抓握足部（楔狀骨部位）。

③一手感覺沾黏部位的拉伸，一手將踝關節往背屈・外展・外翻方向牽拉，在沾黏部位施加遠端方向的滑動刺激（圖13a）。

④操作完③之後，從所得角度轉為踝關節蹠屈・內收・內翻，讓脛後肌收縮並施加近端方向的滑動刺激（圖13b）。

⑤反覆操作①～④一連串動作，直到脛後肌的**收縮痛・伸展痛・組織僵硬**減輕・緩解，而且重新獲得**滑動性**。

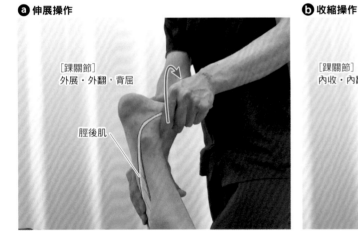

ⓐ 伸展操作

［踝關節］
外展・外翻，背屈

脛後肌

ⓑ 收縮操作

［踝關節］
內收・內翻，蹠屈

脛後肌

圖13● 針對脛後肌功能障礙進行評估與治療

7 屈趾長肌的評估與治療

1 評估

- **壓痛**：小腿遠端內側面、脛後肌附著部、屈拇長肌肌腱附著部多有壓痛現象。
- **肌肉僵硬**：相比於健側，從脛骨骨幹後面至屈趾長肌肌腱移行部多有肌肉僵硬現象。
- **鄰近組織**：屈趾長肌外側連接脛後肌，表層至內側連接小腿筋膜、比目魚肌，這些部位容易因外傷而產生沾黏或滑動障礙，務必多加留意。
- **伸展痛評估**：以膝關節屈曲、拇趾屈曲、各腳趾伸展位置為起始姿勢，接著讓踝關節進行背屈運動，若背屈角度達15度之前產生疼痛，疑似屈趾長肌有伸展痛現象（圖14a）。
- **收縮痛評估**：以膝關節屈曲、拇趾伸展位置為起始姿勢，接著讓踝關節進行蹠屈，腳趾進行屈曲運動，施加阻力時若產生疼痛，疑似屈趾長肌有收縮痛現象（圖14b）。

2 治療

[痙攣]

①讓患者維持膝關節屈曲位置。

②一手握住**屈趾長肌**的肌腹，一手抓握足部。

③一手感覺屈趾長肌的拉伸，一手誘導踝關節背屈，腳趾伸展，在痙攣部位施加輕度拉伸刺激（圖14a）。

④操作完③之後，從所得角度轉為踝關節蹠屈、腳趾屈曲，使屈趾長肌輕度收縮（圖14b）。

⑤反覆操作①～④一連串動作，直到屈趾長肌的**肌肉緊繃・收縮痛・伸展痛**減輕，而且**壓痛現象**緩解。

[短縮]

①讓患者維持膝關節屈曲位置。

②一手握住**屈趾長肌**的肌腹，一手抓握足部。

③一手感覺屈趾長肌的拉伸，一手誘導踝關節背屈、腳趾伸展，在短縮部位施加適度的拉伸刺激（圖14a）。

④操作完③之後，從所得角度轉為踝關節蹠屈、腳趾屈曲，治療師施以阻力讓屈趾長肌進行等長收縮運動（圖14b）。

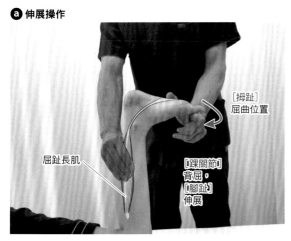

ⓐ 伸展操作

[拇趾]屈曲位置

屈趾長肌

[踝關節]背屈，[腳趾]伸展

ⓑ 收縮操作

[踝關節]蹠屈，[腳趾]屈曲

[拇趾]伸展位置

屈趾長肌

圖14 ● 針對屈趾長肌功能障礙進行評估與治療

⑤反覆操作①～④一連串動作，直到屈趾長肌的**伸展痛・肌肉僵硬**減輕・緩解。

[沾黏]

①讓患者維持膝關節屈曲位置。

②一手握住**屈趾長肌**沾黏部位，一手抓握足部。

③一手感覺沾黏部位的拉伸，一手將踝關節往背屈、腳趾往伸展方向牽拉，在沾黏部位施加遠端方向的滑動刺激。

④操作完③之後，從所得角度轉為踝關節蹠屈、腳趾屈曲，讓屈趾長肌收縮並施加近端方向的滑動刺激。

⑤反覆操作①～④一連串動作，直到屈趾長肌的**收縮痛・伸展痛・組織僵硬**減輕・緩解，而且重新獲得**滑動性**。

8 屈拇長肌的評估與治療

1 評估

- **壓痛**：小腿遠端後面、屈趾長肌肌腱附著部多有壓痛現象。
- **肌肉僵硬**：相比於健側，從腓骨體後面至屈拇長肌肌腱移行部多有肌肉僵硬現象。
- **鄰近組織**：屈拇長肌外側連接腓長・短肌，內側連接脛後肌，表層連接筋膜，深層連接腓動靜脈、比目魚肌。
- **伸展痛評估**：以膝關節屈曲、拇趾伸展、各腳趾屈曲位置為起始姿勢，接著讓踝關節進行背屈運動，若背屈角度達15度之前產生疼痛，疑似屈拇長肌有伸展痛現象（圖15a）。
- **收縮痛評估**：以膝關節屈曲、腳趾伸展位置為起始姿勢，接著讓踝關節進行蹠屈，拇趾進行屈曲運動，施加阻力時若產生疼痛，疑似屈拇長肌有收縮痛現象（圖15b）。

2 痙攣

[攣縮]

①讓患者維持膝關節屈曲位置。

②一手握住**屈拇長肌**的肌腹，一手抓握足部。

③一手感覺屈拇長肌的拉伸，一手誘導踝關節背屈，拇趾伸展，在痙攣部位施加輕度拉伸刺激（圖15a）。

④操作完③之後，從所得角度轉為踝關節蹠屈、拇趾屈曲，使屈拇長肌輕度收縮（圖15b）。

⑤反覆操作①～④一連串動作，直到屈拇長肌的**肌肉緊繃・收縮痛・伸展痛**減輕，而且**壓痛現象**緩解。

[短縮]

①讓患者維持膝關節屈曲位置。

②一手握住**屈拇長肌**的肌腹，一手抓握足部。

③一手感覺屈拇長肌的拉伸，一手誘導踝關節背屈、拇趾伸展，在短縮部位施加適度的拉伸刺激（圖15a）。

④操作完③之後，從所得角度轉為踝關節蹠屈、拇趾屈曲，治療師施以阻力讓屈拇長肌進行等長收縮運動（圖15b）。

⑤反覆操作①～④一連串動作，直到屈拇長肌**伸展痛** ‧ **肌肉僵硬**減輕 ‧ 緩解。

[沾黏]

①讓患者維持膝關節屈曲位置。

②一手握住**屈拇長肌**沾黏部位，一手抓握足部。

③一手感覺沾黏部位的拉伸，一手將踝關節往背屈、拇趾往伸展方向牽拉，在沾黏部位施加遠端方向的滑動刺激（圖15a）。

④操作完③之後，從所得角度轉為踝關節蹠屈、拇趾屈曲，讓屈拇長肌收縮並施加近端方向的滑動刺激（圖15b）。

⑤反覆操作①～④一連串動作，直到屈拇長肌的**收縮痛** ‧ **伸展痛** ‧ **組織僵硬**減輕 ‧ 緩解，而且重新獲得**滑動性**。

ⓐ 伸展操作

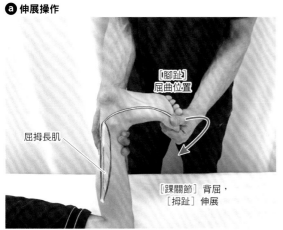

屈拇長肌

[腳趾]
屈曲位置

[踝關節] 背屈，
[拇趾] 伸展

ⓑ 收縮操作

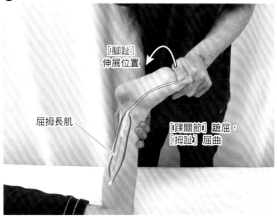

[腳趾]
伸展位置

屈拇長肌

[踝關節] 蹠屈，
[拇趾] 屈曲

圖15 ● 針對屈拇長肌功能障礙進行評估與治療

---

9 腓長肌的評估與治療

1 評估

- **壓痛：** 小腿近端外側面、外踝後面、骰骨下方多有壓痛現象。

- **肌肉僵硬：** 相比於健側，從腓骨外側近端1/2處至腓長肌肌腱移行部多有肌肉僵硬現象。

- **鄰近組織：** 腓長肌外側至表層連接小腿筋膜，深層的最近端部位連接腓深神經，深層的遠端部位連接腓短肌。

- **伸展痛評估：** 以膝關節屈曲、踝關節背屈位置為起始姿勢，接著讓足部內翻，若內翻角度達25度之前產生疼痛，疑似腓長肌有伸展痛現象（圖16a）。

- **收縮痛評估：** 以膝關節屈曲位置為起始姿勢，接著讓踝關節進行蹠屈 ‧ 外翻運動，施加阻力時若產生疼痛，疑似腓長肌有收縮痛現象（圖16b）。

2 治療

[痙攣]

① 讓患者維持膝關節屈曲位置。

② 一手握住**腓長肌**的肌腹，一手抓握足部。

③ 一手感覺腓長肌的拉伸，一手誘導踝關節背屈・內翻，在痙攣部位施加輕度拉伸刺激（圖16a）。

④ 操作完③之後，從所得角度轉為踝關節蹠屈・外翻，使腓長肌輕度收縮（圖16b）。

⑤ 反覆操作①～④一連串動作，直到腓長肌的**肌肉緊繃・收縮痛・伸展痛**減輕，而且**壓痛現象**緩解。

[短縮]

① 讓患者維持膝關節屈曲位置。

② 一手握住**腓長肌**的肌腹，一手抓握足部。

③ 一手感覺腓長肌的拉伸，一手誘導踝關節背屈・內翻，在短縮部位施加適度的拉伸刺激（圖16a）。

④ 操作完③之後，從所得角度轉為踝關節蹠屈・外翻，治療師施以阻力讓腓長肌進行等長收縮運動（圖16b）。

⑤ 反覆操作①～④一連串動作，直到腓長肌的**伸展痛・肌肉僵硬**減輕・緩解。

[沾黏]

① 讓患者採取膝關節屈曲位置。

② 一手握住**腓長肌**沾黏部位，一手抓握足部。

③ 一手感覺沾黏部位的拉伸，一手將踝關節往背屈・內翻方向牽拉，在沾黏部位施加遠端方向的滑動刺激（圖16a）。

④ 操作完③之後，從所得角度轉為踝關節蹠屈・外翻，讓腓長肌收縮並施加近端方向的滑動刺激（圖16b）。

⑤ 反覆操作①～④一連串動作，直到腓長肌的**收縮痛・伸展痛・組織僵硬**減輕・緩解，而且重新獲得**滑動性**。

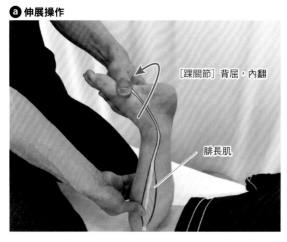
ⓐ 伸展操作

［踝關節］背屈，內翻

腓長肌

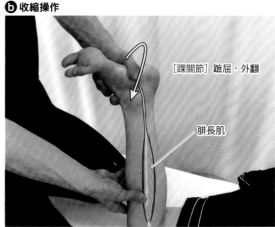
ⓑ 收縮操作

［踝關節］蹠屈，外翻

腓長肌

圖16 ● 針對腓長肌功能障礙進行評估與治療

10 腓短肌的評估與治療

1 評估

- ● **壓痛：**小腿遠端外側面、外踝後面、第五蹠骨基部多有壓痛現象。
- ● **肌肉僵硬：**相比於健側，從腓骨外側遠端1/2處至腓短肌肌腱移行部多有肌肉僵硬現象。
- ● **鄰近組織：**腓短肌前方連接伸趾長肌，後方連接比目魚肌・屈拇長肌，表層連接腓長肌・腓淺神經。
- ● **伸展痛評估：**以膝關節屈曲、踝關節背屈位置為起始姿勢，接著讓踝關節內收，若內收角度達15度之前產生疼痛，疑似腓短肌有伸展痛現象（圖17a）。
- ● **收縮痛評估：**以膝關節屈曲位置為起始姿勢，接著讓踝關節進行蹠屈・外展運動，施加阻力時若產生疼痛，疑似腓短肌有收縮痛現象（圖17b）。

2 治療

[痙攣]

①讓患者維持膝關節屈曲位置。

②一手握住**腓短肌**的肌腹，一手抓握足部。

③一手感覺腓短肌的拉伸，一手誘導踝關節背屈・內收，在痙攣部位施加輕度拉伸刺激（圖17a）。

④操作完③之後，從所得角度轉為踝關節蹠屈・外展，使腓短肌輕度收縮（圖17b）。

⑤反覆操作①～④一連串動作，直到腓短肌的**肌肉緊繃・收縮痛・伸展痛**減輕，而且**壓痛現象**緩解。

[短縮]

①讓患者維持膝關節屈曲位置。

②一手握住**腓短肌**的肌腹，一手抓握足部。

③一手感覺腓短肌的拉伸，一手誘導踝關節背屈・內收，在短縮部位施加適度的拉伸刺激（圖17a）。

④操作完③之後，從所得角度轉為踝關節蹠屈・外展，治療師施以阻力讓腓短肌進行等長收縮運動（圖17b）。

⑤反覆操作①～④一連串動作，直到腓短肌的**伸展痛・肌肉僵硬**減輕・緩解。

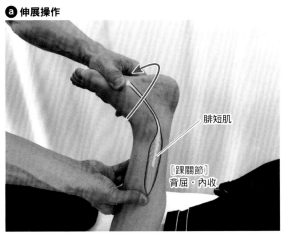

ⓐ 伸展操作

腓短肌

[踝關節]
背屈・內收

ⓑ 收縮操作

腓短肌

[踝關節]
蹠屈・外展

圖17 ●針對腓短肌功能障礙進行評估與治療

[沾黏]

①讓患者維持膝關節屈曲位置。

②一手握住**腓短肌**沾黏部位，一手抓握足部。

③一手感覺沾黏部位的拉伸，一手將踝關節往背屈・內收方向牽拉，在沾黏部位施加遠端方向的滑動刺激。

④操作完③之後，從所得角度轉為踝關節蹠屈・外展，讓腓短肌收縮並施加近端方向的滑動刺激。

⑤反覆操作①～④一連串動作，直到腓短肌的**收縮痛・伸展痛・組織僵硬**減輕・緩解，而且重新獲得**滑動性**。

11 第三腓骨肌的評估與治療

1 評估

- 壓痛：**小腿遠端外側前面多有壓痛現象。**
- 肌肉僵硬：相比於健側，從腓骨前面・遠端 1/3 處至第三腓骨肌肌腱移行部多有肌肉僵硬現象。
- 鄰近組織：**第三腓骨肌外側連接腓長・短肌，內側連接脛前肌，表層連接小腿筋膜。**
- 伸展痛評估：以踝關節蹠屈、拇趾・腳趾伸展位置為起始姿勢，接著讓足部內翻，若內翻角度達25度之前產生疼痛，疑似第三腓骨肌有伸展痛現象（圖18a）。
- 收縮痛評估：以拇趾・腳趾屈曲位置為起始姿勢，接著讓踝關節進行背屈・外翻運動，施加阻力時若產生疼痛，疑似第三腓骨肌有收縮痛現象（圖18b）。

2 治療

[痙攣]

①讓患者維持膝關節屈曲位置。

②一手握住**第三腓骨肌**的肌腹，一手抓握足部。

③一手感覺第三腓骨肌的拉伸，一手誘導踝關節蹠屈・內翻，在痙攣部位施加輕度拉伸刺激（圖18a）。

④操作完③之後，慢慢地將踝關節背屈・外翻，使第三腓骨肌輕度收縮（圖18b）。

⑤反覆操作①～④一連串動作，直到第三腓骨肌的**肌肉緊繃・收縮痛・伸展痛**減輕，而且**壓痛現象**緩解。

[短縮]

①讓患者維持膝關節屈曲位置。

②一手握住**第三腓骨肌**的肌腹，一手抓握足部。

③一手感覺第三腓骨肌的拉伸，一手誘導踝關節蹠屈・內翻，在短縮部位施加適度的拉伸刺激（圖18a）。

④操作完③之後，將踝關節背屈・外翻，治療師施以阻力讓第三腓骨肌進行等長收縮運動（圖18b）。

⑤反覆操作①～④一連串動作，直到第三腓骨肌的**伸展痛・肌肉僵硬**減輕・緩解。

ⓐ 伸展操作

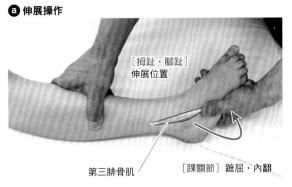

［拇趾・腳趾］
伸展位置

第三腓骨肌　　　　　［踝關節］蹠屈・內翻

ⓑ 收縮操作

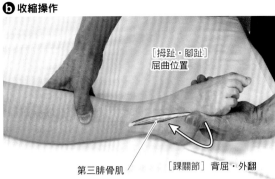

［拇趾・腳趾］
屈曲位置

第三腓骨肌　　　　　［踝關節］背屈・外翻

圖18 ● 針對第三腓骨肌功能障礙進行評估與治療

［沾黏］

①讓患者維持膝關節屈曲位置。

②一手握住**第三腓骨肌**沾黏部位，一手抓握足部。

③一手感覺沾黏部位的拉伸，一手將踝關節往蹠屈和內翻方向牽拉，在沾黏部位施加遠端方向的滑動刺激（**圖18a**）。

④操作完③之後，將踝關節背屈・外翻，讓第三腓骨肌收縮並施加近端方向的滑動刺激（**圖18b**）。

⑤反覆操作①～④一連串動作，直到第三腓骨肌的**收縮痛 ・ 伸展痛 ・ 組織僵硬**減輕 ・ 緩解，而且重新獲得**滑動性**。

1 評估

- **壓痛：**跟骨前部背面多有壓痛現象。
- **肌肉僵硬：**相比於健側，從跟骨前部背面至伸趾短肌肌腱移行部多有肌肉僵硬現象。
- **鄰近組織：伸趾短肌內側連接伸拇短肌，表層連接伸趾長肌，深層連接各骨間背側肌。**
- **伸展痛評估：**以踝關節背屈、腳趾PIP關節屈曲位置為起始姿勢，接著讓腳趾MTP關節屈曲，若屈曲角度達35度之前產生疼痛，疑似伸趾短肌有伸展痛現象（圖19a）。
- **收縮痛評估：**以踝關節背屈位置為起始姿勢，接著讓腳趾MTP關節‧PIP關節進行伸展運動，施加阻力時若產生疼痛，疑似伸趾短肌有收縮痛現象（圖19b）。

2 治療

[痙攣]

①讓患者維持踝關節背屈位置。

②一手握住**伸趾短肌**的肌腹，一手抓握腳趾。

③一手感覺伸趾短肌的拉伸，一手誘導腳趾MTP關節和PIP關節屈曲，在痙攣部位施加輕度拉伸刺激（圖19a）。

④操作完③之後，讓腳趾MTP關節和PIP關節伸展，使伸趾短肌輕度收縮（圖19b）。

⑤反覆操作①～④一連串動作，直到伸趾短肌的**肌肉緊繃 ‧ 收縮痛 ‧ 伸展痛**減輕，而且**壓痛現象**緩解。

[短縮]

①讓患者維持踝關節背屈位置。

②一手握住**伸趾短肌**的肌腹，一手抓握腳趾。

③一手感覺伸趾短肌的伸展拉伸，一手誘導腳趾MTP關節和PIP關節屈曲，在短縮部位施加適度的拉伸刺激（圖19a）。

④操作完③之後，將腳趾MTP關節和PIP關節伸展，治療師施以阻力讓伸趾短肌進行等長收縮運動（圖19b）。

⑤反覆操作①～④一連串動作，直到伸趾短肌的**伸展痛 ‧ 肌肉僵硬**減輕 ‧ 緩解。

ⓐ 伸展操作

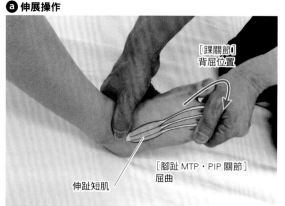

[踝關節]
背屈位置

[腳趾 MTP‧PIP 關節]
屈曲

伸趾短肌

ⓑ 收縮操作

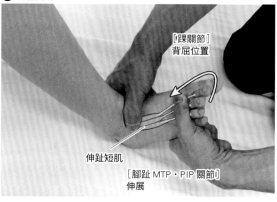

[踝關節]
背屈位置

伸趾短肌

[腳趾 MTP‧PIP 關節]
伸展

圖19 ● 針對伸趾短肌功能障礙進行評估與治療

[沾黏]

①讓患者維持踝關節背屈位置。

②一手握住**伸趾短肌**沾黏部位，一手抓握腳趾。

③一手感覺沾黏部位的拉伸，一手將腳趾MTP關節和PIP關節往屈曲方向牽拉，在沾黏部位施加遠端方向的滑動刺激（**圖19a**）。

④操作完③之後，將腳趾MTP關節和PIP關節伸展，讓伸趾短肌收縮並施加近端方向的滑動刺激（**圖19b**）。

⑤反覆操作①～④一連串動作，直到伸趾短肌的**收縮痛．伸展痛．組織僵硬**減輕．緩解，而且重新獲得**滑動性**。

13 伸拇短肌的評估與治療

1 評估

- **壓痛：** 跟骨前部背面多有壓痛現象。
- **肌肉僵硬：** 相比於健側，從跟骨前部背面至伸拇短肌肌腱移行部多有肌肉僵硬現象。
- **鄰近組織：** 伸拇短肌外側連接伸趾短肌，表層連接伸趾長肌。
- **伸展痛評估：** 以踝關節背屈位置為起始姿勢，接著讓拇趾MTP關節屈曲，若屈曲角度達35度之前產生疼痛，疑似伸拇短肌有伸展痛現象（**圖20a**）。
- **收縮痛評估：** 以踝關節背屈位置為起始姿勢，接著讓拇趾MTP關節進行伸展運動，施加阻力時若產生疼痛，疑似伸拇短肌有收縮痛現象（**圖20b**）。

2 治療

[痙攣]

①讓患者維持踝關節背屈位置。

②一手握住**伸拇短肌**的肌腹，一手抓握拇趾。

③一手感覺伸拇短肌的拉伸，一手誘導拇趾MTP關節屈曲，在痙攣部位施加輕度拉伸刺激（**圖20a**）。

④操作完③之後，讓拇趾MTP關節 [AL 1] 伸展，使伸拇短肌輕度收縮（**圖20b**）。

⑤反覆操作①～④一連串動作，直到伸拇短肌的**肌肉緊繃．收縮痛．伸展痛**減輕，而且**壓痛現象**緩解。

[短縮]

①讓患者維持踝關節背屈位置。

②一手握住**伸拇短肌**的肌腹，一手抓握拇趾。

③一手感覺伸拇短肌的拉伸，一手誘導拇趾MTP關節屈曲，在短縮部位施加適度的拉伸刺激（**圖20a**）。

④操作完③之後，將拇趾MTP關節伸展，治療師施以阻力讓伸拇短肌進行等長收縮運動（**圖20b**）。

⑤反覆操作①～④一連串動作，直到伸拇短肌的**伸展痛．肌肉僵硬**減輕．緩解。

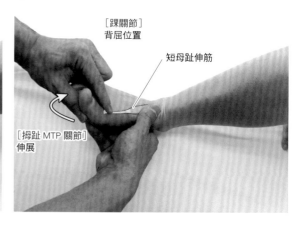

ⓐ 伸展操作

[踝關節] 背屈位置
伸拇短肌
[拇趾 MTP 關節] 屈曲

ⓑ 收縮操作

[踝關節] 背屈位置
短母趾伸筋
[拇趾 MTP 關節] 伸展

圖20 ● 針對伸拇短肌功能障礙進行評估與治療

[沾黏]

① 讓患者維持踝關節背屈位置。

② 一手握住**伸拇短肌**沾黏部位,一手抓握拇趾。

③ 一手感覺沾黏部位的拉伸,一手將拇趾MTP關節往屈曲方向牽拉,在沾黏部位施加遠端方向的滑動刺激(**圖20a**)。

④ 操作完③之後,將拇趾MTP關節伸展,讓伸拇短肌收縮並施加近端方向的滑動刺激(**圖20b**)。

⑤ 反覆操作①～④一連串動作,直到伸拇短肌的**收縮痛** ‧ **伸展痛** ‧ **組織僵硬**減輕 ‧ 緩解,而且重新獲得**滑動性**。

14 屈趾短肌的評估與治療

1 評估

- **壓痛**:跟骨粗隆底面多有壓痛現象,跟骨附著部尤其明顯。
- **肌肉僵硬**:相比於健側,從跟骨粗隆底面至屈趾短肌肌腱移行部多有肌肉僵硬現象。
- **鄰近組織**:屈趾短肌內側連接拇趾外展肌,表層連接足底筋膜,深層連接各屈趾長肌肌腱。
- **伸展痛評估**:以踝關節蹠屈、腳趾PIP關節伸展‧DIP關節屈曲位置為起始姿勢,接著讓腳趾MTP關節伸展,若伸展角度達40度之前產生疼痛,疑似屈趾短肌有伸展痛現象(**圖21a**)。
- **收縮痛評估**:以踝關節蹠屈、腳趾DIP關節伸展位置為起始姿勢,接著讓腳趾MTP‧PIP關節進行屈曲運動,施加阻力時若產生疼痛,疑似屈趾短肌有收縮痛現象(**圖21b**)。

ⓐ 伸展操作

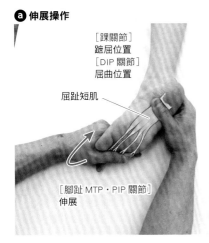

［踝關節］
蹠屈位置
［DIP 關節］
屈曲位置

屈趾短肌

［腳趾 MTP・PIP 關節］
伸展

ⓑ 收縮操作

［踝關節］
蹠屈位置
［腳趾 DIP 關節］
伸展位置

屈趾短肌

［腳趾 MTP・PIP 關節］
屈曲

圖21 ● 針對屈趾短肌功能障礙進行評估與治療

② 治療

［痙攣］

① 讓患者維持踝關節蹠屈位置。

② 一手握住**屈趾短肌**的肌腹，一手抓握腳趾。

③ 一手感覺屈趾短肌的拉伸，一手在維持腳趾 DIP 關節屈曲位置下，誘導MTP關節和PIP關節伸展，在痙攣部位施加輕拉伸刺激（**圖21a**）。

④ 操作完③之後，將腳趾MTP關節和PIP關節屈曲，使屈趾短肌輕度收縮（**圖21b**）。

⑤ 反覆操作①～④一連串動作，直到屈趾短肌的**肌肉緊繃・收縮痛・伸展痛**減輕，而且**壓痛現象**緩解。

［短縮］

① 讓患者維持踝關節蹠屈位置。

② 一手握住**屈趾短肌**的肌腹，一手抓握腳趾。

③ 一手感覺屈趾短肌的拉伸，一手在維持腳趾 DIP 關節屈曲位置下，誘導MTP關節和PIP關節伸展，在短縮部位施加適度的拉伸刺激（**圖21a**）。

④ 操作完③之後，將腳趾MTP關節和PIP關節屈曲，治療師施以阻力讓屈趾短肌進行等長收縮運動（**圖21b**）。

⑤ 反覆操作①～④一連串動作，直到屈趾短肌的**伸展痛・肌肉僵硬**減輕・緩解。

［沾黏］

① 讓患者維持踝關節蹠屈位置。

② 一手握住**屈趾短肌**沾黏部位，一手抓握腳趾。

③ 一手感覺沾黏部位的拉伸，一手在維持腳趾 DIP 關節屈曲位置下，將MTP關節和PIP關節往伸展方向牽拉，在沾黏部位施加遠端方向的滑動刺激（**圖21a**）。

④ 操作完③之後，將腳趾MTP關節和PIP關節屈曲，讓屈趾短肌收縮並施加近端方向的滑動刺激（**圖21b**）。

⑤ 反覆操作①～④一連串動作，直到屈趾短肌的**收縮痛・伸展痛・組織僵硬**減輕・緩解，而且重新獲得**滑動性**。

15 拇趾外展肌的評估與治療

1 評估

- **壓痛**：跟骨粗隆內側突多有壓痛現象，跟骨附著部尤其明顯。
- **肌肉僵硬**：相比於健側，從跟骨粗隆內側突至拇趾外展肌肌腱處多有肌肉僵硬現象。
- **鄰近組織**：拇趾外展肌外側連接屈趾短肌，表層連接足底筋膜，深層連接足底內・外側神經和脛後動脈。
- **伸展痛評估**：以踝關節蹠屈、拇趾MTP關節內收位置為起始姿勢，接著讓拇趾MTP關節伸展，若伸展角度達60度之前產生疼痛，疑似拇趾外展肌有伸展痛現象（圖22a）。
- **收縮痛評估**：以踝關節蹠屈位置為起始姿勢，接著讓腳趾MTP關節進行屈曲・外展運動，施加阻力時若產生疼痛，疑似拇趾外展肌有收縮痛現象（圖22b）。

2 治療

[痙攣]

①讓患者維持踝關節蹠屈位置。

②一手握住**拇趾外展肌**的肌腹，一手抓握拇趾。

③一手感覺拇趾外展肌的拉伸，一手在維持拇趾MTP關節內收位置下，誘導MTP關節伸展，在痙攣部位施加輕度拉伸刺激（圖22a）。

④操作完③之後，將拇趾MTP關節屈曲・外展，使拇趾外展肌輕度收縮（圖22b）。

⑤反覆操作①～④一連串動作，直到拇趾外展肌的**肌肉緊繃・收縮痛・伸展痛**減輕，而且**壓痛現象**緩解。

[短縮]

①讓患者維持踝關節蹠屈位置。

②一手握住**拇趾外展肌**的肌腹，一手抓握拇趾。

③一手感覺拇趾外展肌的拉伸，一手在維持拇趾MTP關節內收位置下，誘導MTP關節伸展，在短縮部位施加適度的拉伸刺激（圖22a）。

④操作完③之後，將拇趾MTP關節屈曲・外展，治療師施以阻力讓拇趾外展肌進行等長收縮運動（圖22b）。

⑤反覆操作①～④一連串動作，直到拇趾外展肌的**伸展痛・肌肉僵硬**減輕・緩解。

[沾黏]

①讓患者維持踝關節蹠屈位置。

②一手握住**拇趾外展肌**沾黏部位，一手抓握拇趾。

③一手感覺沾黏部位的拉伸，一手在維持拇趾MTP關節內收位置下，將MTP關節往伸展方向牽拉，在沾黏部位施加遠端方向的滑動刺激（圖22a）。

④操作完③之後，將拇趾MTP關節屈曲・內收，讓拇趾外展肌收縮並施加近端方向的滑動刺激（圖22b）。

⑤反覆操作①～④一連串動作，直到拇趾外展肌的**收縮痛・伸展痛・組織僵硬**減輕・緩解，而且重新獲得**滑動性**。

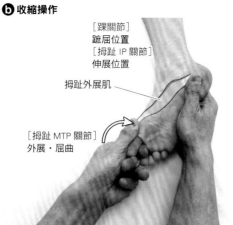

ⓐ 伸展操作

[踝關節]
蹠屈位置
[拇趾 IP 關節]
屈曲位置

拇趾外展肌

[拇趾 MTP 關節]
內收・伸展

ⓑ 收縮操作

[踝關節]
蹠屈位置
[拇趾 IP 關節]
伸展位置

拇趾外展肌

[拇趾 MTP 關節]
外展・屈曲

圖22 ● 針對拇趾外展肌功能障礙進行評估與治療

16 小趾外展肌的評估與治療

1 評估

- **壓痛：** 跟骨粗隆外側突多有壓痛現象，跟骨附著部尤其明顯。
- **肌肉僵硬：** 相比於健側，從跟骨粗隆外側突至小趾外展肌肌腱處多有肌肉僵硬現象。
- **鄰近組織：** 小趾外展肌內側連接屈小趾短肌。
- **伸展痛評估：** 以踝關節蹠屈、小趾 MTP 關節內收位置為起始姿勢，接著讓小趾 MTP 關節伸展，若伸展角度達 40 度之前產生疼痛，疑似小趾外展肌有伸展痛現象（圖23 a）。
- **收縮痛評估：** 以踝關節蹠屈位置為起始姿勢，接著讓小趾 MTP 關節進行屈曲・外展運動，施加阻力時若產生疼痛，疑似小趾外展肌有收縮痛現象（圖23 b）。

2 治療

[痙攣]

①讓患者維持踝關節蹠屈位置。

②一手握住**小趾外展肌**的肌腹，一手抓握小趾。

③一手感覺小趾外展肌的拉伸，一手在維持小趾 MTP 關節內收位置下，誘導 MTP 關節伸展，在痙攣部位施加輕度拉伸刺激（圖23 a）。

④操作完③之後，將小趾 MTP 關節屈曲・外展，使小趾外展肌輕度收縮（圖23 b）。

⑤反覆操作①～④一連串動作，直到小趾外展肌的**肌肉緊繃・收縮痛・伸展痛**減輕，而且**壓痛現象**緩解。

[短縮]

①讓患者維持踝關節蹠屈位置。

②一手握住**小趾外展肌**的肌腹，一手抓握小趾。

③一手感覺小趾外展肌的拉伸，一手在維持小趾 MTP 關節內收位置下，誘導 MTP 關節伸展，在短縮部位施加適度的拉伸刺激（圖23 a）。

④操作完③之後，將小趾 MTP 關節屈曲・外展，治療師施以阻力讓小趾外展肌進行等長收縮運動（圖23 b）。

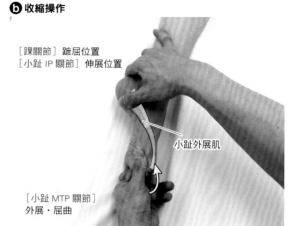

ⓐ 伸展操作

［踝關節］蹠屈位置
［小趾 IP 關節］屈曲位置

小趾外展肌

［小趾 MTP 關節］
內收・伸展

ⓑ 收縮操作

［踝關節］蹠屈位置
［小趾 IP 關節］伸展位置

小趾外展肌

［小趾 MTP 關節］
外展・屈曲

圖23 ● 針對小趾外展肌功能障礙進行評估與治療

⑤反覆操作①～④一連串動作，直到小趾外展肌的**伸展痛 ・ 肌肉僵硬**減輕 ・ 緩解。

［沾黏］

①讓患者維持踝關節蹠屈位置。

②一手握住**小趾外展肌**沾黏部位，一手抓握小趾。

③一手感覺沾黏部位的拉伸，一手在維持小趾 MTP 關節內收位置下，將 MTP 關節往伸展方向牽拉，在沾黏部位施加遠端方向的滑動刺激（**圖23a**）。

④操作完③之後，將小趾 MTP 關節屈曲 ・ 外展，讓小趾外展肌收縮並施加近端方向的滑動刺激（**圖23b**）。

⑤反覆操作①～④一連串動作，直到小趾外展肌的**收縮痛 ・ 伸展痛 ・ 組織僵硬**減輕 ・ 緩解，而且重新獲得**滑動性**。

17 居家自主運動

　　居家自主運動以主動運動為核心，搭配使用彈力帶等在家進行適度鍛鍊。務必先讓患者實際試用彈力帶，挑選在不會引起疼痛範圍內，彈性強度最大的彈力帶。假設患者有肌肉痙攣現象，指導操作MMT 2程度的主動運動；假設患者有肌肉短縮和沾黏現象，則指導操作MMT 3程度的主動運動。每項運動以10分鐘左右最為理想，針對3種不同肌肉現象進行居家自主運動。

　　另一方面，進行居家自主運動的目的是為了維持從運動治療中所獲得的成效。本書也會針對徒手治療加以解說，但患者可以使用彈力帶（急性期使用強度低且較軟的彈性帶；隨著演變成慢性，改用強度高且較硬的彈性帶）取代徒手治療，在家一樣也能進行相同方式的運動。

　　至於站起身的運動，請於能夠承載重量後再循序漸進操作。若以強化肌肉為目的，起初先大約10次就好，接著再慢慢增強至100次左右。

走路的目的是為了增強體力，請視個人情況逐漸增加走路的距離。

總而言之，治療師主要負責擴大患者的活動範圍，而患者本身則負責維持活動範圍、強化肌力與增加體力。彼此分工合作才能有效提升最佳治療效果。

引用文獻

1) 沖田　実：痛みの発生メカニズム-末梢機構.「ペインリハビリテーション」（松原貴子，他／著），pp 134-177，三輪書店，2011

2) 「筋感覚研究の展開 改訂第2版」（伊藤文雄／著），協同医書出版社，2005

3) 疼痛の理学療法 第2版（鈴木重行，他／編），三輪書店，2008

4) 黒澤孝朗：痛みのメカニズム.「新医科学大系 第7版（刺激の受容と生体運動）」（石井威望，他／編），pp 153-167，中山書店，1995

5) Mense S：Nociception from skeletal muscle in relation to clinical muscle pain. Pain, 54：241-289，1993

6) 吉田　徹：いわゆる変形性関節症の疼痛について―骨内圧からの考察―．整形外科，26：745-752，1975

7) 「軟部組織の痛みと機能障害 原著3版」（Caillet R／著，萩島秀男／訳），pp 1-117，医歯薬出版，1998

8) 林　典雄：等尺性収縮を用いた肩関節ROM訓練．理学療法，17：485-489，1990

9) 林　典雄：膝関節拘縮に対する運動療法の考え方～膝関節伸展機構との関連を中心に～．J Clin Phys Ther，8：1-11，2005

10) 須釜　聡：関節固定が筋肉コラーゲンに及ぼす影響-ラットのヒラメ筋におけるコラーゲンの生化学的分析-．PTジャーナル，29：345-348，1995

11) 片岡英樹，他：骨格筋の変化に由来した拘縮.「関節可動域制限 第2版―病態の理解と治療の考え方」（沖田　実／編），pp 93-114，三輪書店，2013

12) 林　典雄：肩関節拘縮の機能学的特性. 理学療法，21：357-364，2004

3 特定部位評估與治療

④ 神經的評估與治療

Point

● 神經病變有外傷性、牽引性、陷套性之分，Tinel 徵象是最有利的評估依據。

● 陷套性神經病變中，部分個案適合使用運動治療。

● 運動治療雖然無法除去造成神經受到擠壓（陷套）的組織，但針對原因出在神經滑動障礙的病例，可以藉由改善滑動性以解決疼痛或活動範圍受限的問題。

● 運動治療若能有效減輕・緩解疼痛或麻木症狀，完全康復將指日可待。

1 引起疼痛和活動範圍受限的原因來自神經

　　神經病變有時也會引起小腿或踝關節・足部的疼痛和麻木症狀。神經病變可分為外傷性、牽引性或陷套性等。**外傷性神經病變**是指某些因素造成神經受損，症狀會持續到神經修復為止。**牽引性神經病變**則發生於下肢骨骼延長術等短縮神經受到牽引所致，症狀會持續到神經拉長至適當長度為止。至於**陷套性神經病變**則是某些因素導致神經受到擠壓而發生，唯有去除擠壓原因，症狀才會消失。

1）針對神經的運動治療

　　若是神經損傷引起疼痛或麻木症狀，除非神經修復或再生，否則單靠運動治療難以澈底改善。另一方面，在陷套性神經病變病例中，運動治療也無法去除擠壓神經的組織。但假設疼痛與麻木症狀的原因出在肌腔室裡的軟組織沾黏・疤痕化，或者筋膜內的神經滑動障礙，運動治療則能有效改善滑動性。假設運動治療能暫時性減輕疼痛或麻木症狀，完全康復將指日可待。

2）針對神經的基本評估與治療

　　接下來，本書將為大家介紹如何評估軟組織擠壓引起滑動障礙的神經症狀，以及改善神經滑動性的減壓操作。

　　Tinel 徵象是一種從刺激部位朝遠端產生疼痛、麻木的現象。陷套性神經病變中，即便在稍微遠離擠壓部位確認有 Tinel 徵象，也不會發現有任何疼痛或麻木症狀。另一方面，只要擠壓部位相關的組織放鬆，Tinel 徵象自然變得較不明顯。而進行治療時，也要隨時評估神經病變疼痛和關節活動範圍是否隨神經滑動性改善而有所好轉與恢復。

　　在避免疼痛和麻木程度增強的範圍內進行神經滑動操作，牽拉負荷量也要控制在範圍內。10次為一個回合，逐漸加大關節活動範圍，而訣竅在於先從最溫和的操作開始，隨著滑動性逐漸改善，再增加操作力道。

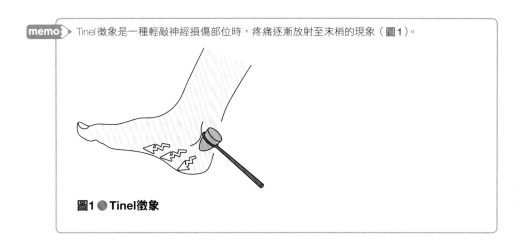

memo: Tinel徵象是一種輕敲神經損傷部位時，疼痛逐漸放射至末梢的現象（圖1）。

圖1 ● Tinel徵象

2 坐骨神經（含薦髂關節）

1）腰椎疾病

感覺神經中，L4神經根負責支配大腿遠端外側至小腿內側，L5神經根負責支配小腿近端前面至足部背面內側，S1神經根則負責支配小腿後面至足部外側。椎間盤突出或椎管狹窄症等腰椎疾病是神經根或馬尾神經受到侵入性刺激，進而引起疼痛與麻木等症狀的疾病。在這種病例中，必須針對腰椎進行評估與擬定治療策略[1]。

2）梨狀肌症候群

坐骨神經通過梨狀肌下孔後下行至骨盆腔外。這個部位的肌腔室非常狹窄，一旦梨狀肌過度緊繃或肥厚，容易演變成引發陷套性神經病變或滑動障礙等坐骨神經症狀的導火線。坐骨神經由脛神經和腓總神經形成，但在臨床上，多半是腓總神經支配的範圍出現疼痛與麻木症狀。在這種病例中，必須針對梨狀肌症候群進行評估與擬定治療策略。

3）薦髂關節疾病

薦髂關節受L4、L5、S1前支，L5、S1、S2後支，以及臀上神經等多層神經支配，病變部位常有疼痛症狀，以臀部疼痛居多，偶爾小腿、踝關節、足部也會出現症狀。在這種病例中，必須針對薦髂關節疾病進行評估與擬定治療策略[2]。

1）腓腸內側皮神經病變

腓腸內側皮神經（圖2）病變會引起小腿後側的近端外側部疼痛與麻木。原因包含後側表淺腔室（腓腸肌外側頭和內側頭）肥厚造成陷套性神經病變、皮膚切開（手術侵入）、皮膚外傷等。

圖2 ● 腓腸內側皮神經的行經路徑與陷套部位

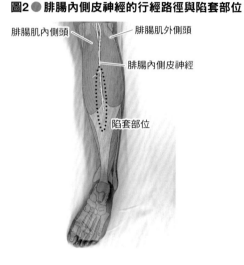

腓腸肌內側頭
腓腸肌外側頭
腓腸內側皮神經
陷套部位

▣ 評估

● 主要陷套部位（受擠壓部位）的腓腸肌外側頭和內側頭之間有Tinel徵象，而且徒手放鬆這個部位時，Tinel徵象減弱‧消失，這種情況判定Tinel徵象呈陽性。Tinel徵象有助於評估腓腸內側皮神經病變。

▣ 治療

①抓握小腿後側的近端外側部皮膚‧皮下組織，往近端‧遠端、內側‧外側方向滑動（圖3）。

②反覆操作至**小腿後側之近端外側部**的疼痛與麻木現象減輕‧緩解。

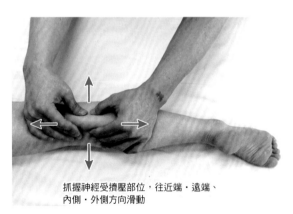

抓握神經受擠壓部位，往近端‧遠端、內側‧外側方向滑動

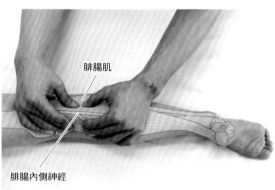

腓腸肌

腓腸內側神經

圖3 ● 腓腸內側神經病變的治療

2) 腓腸神經病變

腓腸神經（圖4）病變會引起小腿後側的遠端外側部疼痛和麻木。原因包含後側表淺腔室（比目魚肌）肥厚造成陷套性神經病變、皮膚切開（手術侵入）、皮膚外傷等。

1 評估

- 主要陷套部位的比目魚肌有Tinel徵象，而且徒手放鬆這個部位時，Tinel徵象減弱・消失，這種情況判定Tinel徵象呈陽性。
  - ▶ 分支自腓腸神經的**跟外側支**受損時，足跟外側部位產生疼痛與麻木症狀；**足背外側皮神經**受損時，足跟外側背面產生疼痛與麻木症狀。原因包含皮膚切開（尤其是阿基里斯腱縫合手術等）、皮膚外傷等。

2 治療

① 抓握小腿後側的遠端外側部皮膚・皮下組織，往近端・遠端、內側・外側方向滑動（圖5）。

② 反覆操作至**小腿後側之遠端外側部**的疼痛與麻木現象減輕・緩解。

[跟外側支]

① 抓握足跟外側的皮膚・皮下組織，往近端・遠端、內側・外側方向滑動。

② 反覆操作至足跟外側的疼痛與麻木現象減輕・緩解。

[足背外側皮神經]

① 抓握足跟外側背面的皮膚・皮下組織，往近端・遠端、內側・外側方向滑動。

② 反覆操作至足跟外側背面的疼痛與麻木現象減輕・緩解。

圖4● 腓腸神經的行經路徑與陷套部位

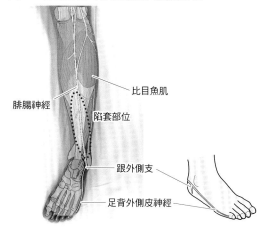

比目魚肌
腓腸神經
陷套部位
跟外側支
足背外側皮神經

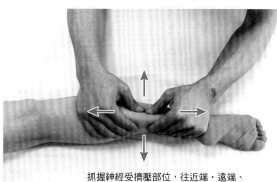

抓握神經受擠壓部位，往近端・遠端、內側・外側方向滑動

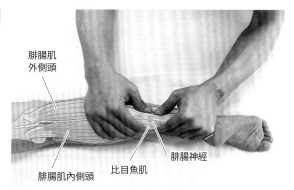

腓腸肌外側頭
腓腸神經
腓腸肌內側頭
比目魚肌

圖5● 腓腸神經病變的治療

3) 跗骨隧道症候群

跗骨隧道症候群因跗骨隧道內壓力上升而發病。外傷中常見近端跗骨隧道症候群,而內側縱弓坍塌的扁平足則常見遠端跗骨隧道症候群。

1 近端跗骨隧道症候群

近端跗骨隧道症候群會引起拇趾・腳趾屈曲肌肉無力,以及足底部・足跟疼痛與麻木。致病原因包含內踝與跟骨退化、腱鞘囊腫、靜脈瘤、動脈硬化、足部錯位(後足區過度外翻位置)。行經這個部位的組織沾黏・疤痕化等導致近端跗骨隧道變狹窄(圖6)。

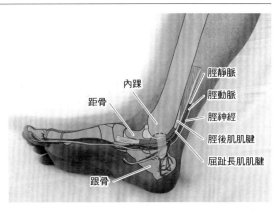

圖中標示:內踝、距骨、跟骨、脛靜脈、脛動脈、脛神經、脛後肌肌腱、屈趾長肌肌腱

圖6 ● 引起近端跗骨隧道症候群的組織與陷套部位

[評估]

內踝下1cm處確認有Tinel徵象,而且徒手像捏掐般提起內踝和跟骨間並放鬆屈筋支持帶時,Tinel徵象減弱・消失,這種情況判定Tinel徵象呈陽性。

[治療]

近端跗骨隧道症候群的致病原因若是後足區過度外翻,為了改善內翻活動範圍,施以強化足部內在肌群與使用矯正足墊片治療。另一方面,致病原因若是跗骨隧道內的沾黏・疤痕化,脛神經的滑動操作(踝關節背屈・外翻・蹠屈・內翻主動運動)也十分有效(圖7)。但內踝和跟骨的骨刺・骨折後變形癒合、腱鞘囊腫、屈肌支持帶肥厚、靜脈瘤、動脈硬化等造成跗骨隧道受擠壓所引起的跗骨隧道症候群,運動治療並非全然有效,可能僅部分個案才有明顯效果。

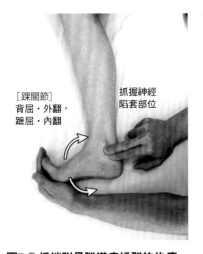

[踝關節]
背屈・外翻,
蹠屈・內翻

抓握神經陷套部位

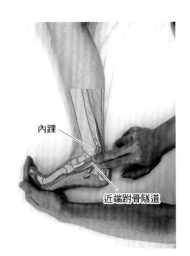

內踝

近端跗骨隧道

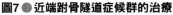

圖7 ● 近端跗骨隧道症候群的治療

2 遠端跗骨隧道症候群

遠端跗骨隧道症候群會引起拇趾·
腳趾屈曲肌肉無力，以及足底部·足
跟疼痛與麻木。致病原因包含跟骨退
化、拇趾外展肌肥厚、內側縱弓下
沉、足部錯位（後足區過度外翻位
置）。這個部位的組織沾黏·疤痕化
等易導致遠端跗骨隧道變狹窄
（圖8）。

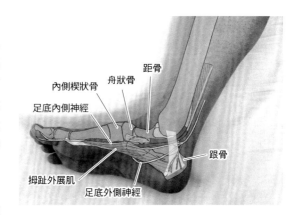

圖8 ● 遠端跗骨隧道症候群造成受損的組織

[評估]

僅限於距舟關節下方有Tinel徵
象，而且徒手放鬆拇趾外展肌時，
Tinel徵象減弱·消失，這種情況判
定Tinel徵象呈陽性。

[治療]

遠端跗骨隧道症候群的致病原因若是拇趾外展肌肥厚，施以肌肉放鬆·伸展、拇趾伸展·
內收與屈曲·外展主動運動（圖9）。致病原因若是內側縱弓下沉或後足區過度外翻，則施以
強化足部內在肌群的運動治療。這些運動治療都能有效緩解問題。但跟骨長骨刺·骨折後變
形癒合等造成跗骨隧道受擠壓也可能引起跗骨隧道症候群，這種情況建議諮詢主治醫師，並且
充分討論治療方針。

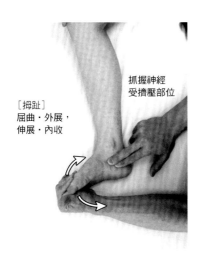

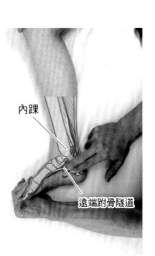

圖9 ● 遠端跗骨隧道症候群的治療

4）跟內側支病變

跟內側支（圖10）病變會引起足跟底面內側疼痛與麻木。跟內側支的變異性高，通過屈肌支持帶之前的分支類型容易受到屈肌支持帶的影響，其中通過屈肌支持帶的類型更是容易受到屈肌支持帶緊繃程度的影響。

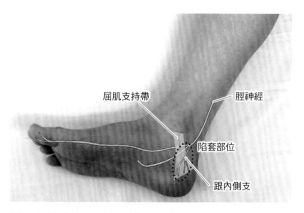

圖10 ● 跟內側支的行經路徑與陷套部位

1 評估

● 僅限於屈肌支持帶有Tinel徵象，踝關節內翻且放鬆屈肌支持帶時，Tinel徵象減弱・消失，這種情況判定Tinel徵象呈陽性。

2 治療

①抓握足跟底部內側的皮膚・皮下組織，往近端・遠端、前方・後方方向滑動（圖11）。
②反覆操作至**足跟底部內側**的疼痛與麻木現象減輕・緩解。

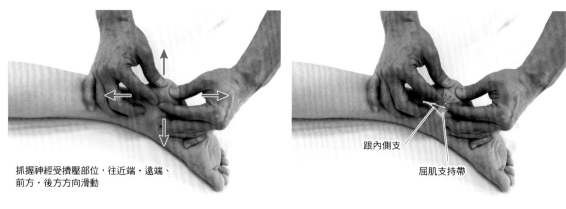

抓握神經受擠壓部位，往近端・遠端、前方・後方方向滑動

圖11 ● 跟內側支病變的治療

5) 足底內側神經病變

足底內側神經（圖12）病變會引起拇趾屈曲肌肉無力，以及足底內側至第一～三趾·第四趾內側疼痛與麻木。

1 評估

● 僅限於拇趾外展肌有Tinel徵象，而且徒手放鬆這個部位時，Tinel徵象減弱·消失，這種情況判定Tinel徵象呈陽性。

2 治療

①足抓握足部底面內側的皮膚·皮下組織，往近端·遠端、背側·蹠側方向滑動（圖13）。

②反覆操作至**足部底面內側**的疼痛與麻木現象減輕·緩解。拇趾屈曲肌肉的肌力恢復也是神經復原的基準之一。

圖12 ● 足底內側神經的行經路徑與陷套部位

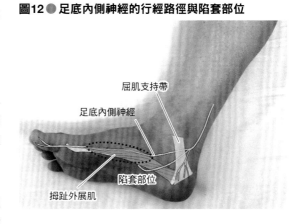

屈肌支持帶
足底內側神經
陷套部位
拇趾外展肌

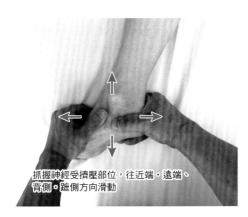

抓握神經受擠壓部位，往近端·遠端、背側●蹠側方向滑動

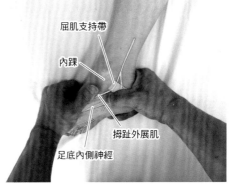

屈肌支持帶
內踝
足底內側神經
拇趾外展肌

圖13 ● 足底內側神經病變的治療

6）足底外側神經病變

足底外側神經（圖14）病變會引起小趾屈曲肌肉無力，以及足底外側至第四趾外側‧第五趾疼痛與麻木。有時在足部內視鏡手術中，從內側通道打造作業空間時也會不慎造成損傷[3,4]。

1 評估

● 僅限於足底內側神經稍微外側處有Tinel徵象，而且徒手放鬆拇趾外展肌時，Tinel徵象減弱‧消失，這種情況判定Tinel徵象呈陽性。

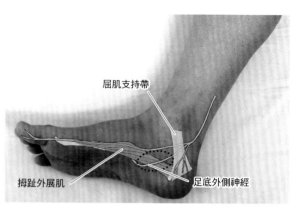

圖14 ● 足底外側神經的行經路徑

屈肌支持帶
拇趾外展肌
足底外側神經

2 治療

①抓握足部底面外側的皮膚‧皮下組織，往近端‧遠端、背側‧蹠側方向滑動（圖15）。

②反覆操作至**足部底面外側**的疼痛與麻木現象減輕‧緩解。小趾屈曲肌肉的肌力恢復也是神經復原的基準之一。

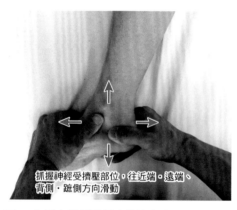

抓握神經受擠壓部位，往近端‧遠端、背側‧蹠側方向滑動

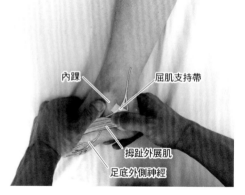

內踝
屈肌支持帶
拇趾外展肌
足底外側神經

圖15 ● 足底外側神經病變的治療

7）莫頓氏神經瘤

莫頓氏神經瘤（圖16）通常會出現在第三‧四趾蹠骨頭間或第二‧三蹠骨頭間的蹠骨深橫韌帶和腱鞘間，因壓力上升而引起前足區疼痛與麻木（第三‧四趾蹠骨頭間的發生機率明顯較高）。踝關節背屈活動範圍不足、橫弓下沉、後腳跟內旋步態等是造成壓力上升的原因。確認有前足區疼痛的病例中，雖然症狀強度不一，但多半會合併莫頓氏神經瘤。

1 評估

● 第三‧四蹠骨頭或第二‧三蹠骨頭間的蹠骨深橫韌帶和腱鞘有Tinel徵象，以手指壓迫第三‧四蹠骨頭間的同時，將前足區順時針‧逆時針扭轉，或者腳趾站立狀態下扭轉（後腳跟內旋步態）都容易誘發症狀。

2 治療

　　針對莫頓氏神經瘤的保守治療中，強化足部內在肌群和使用矯正足墊片都有極為不錯的效果。然而莫頓氏神經瘤的病例中，有不少情況都是因為踝關節背屈受限，造成行走時前足區負荷快速增加所導致，因此治療時首重擴大踝關節的背屈活動範圍，並且避免前足區承重。關於擴大關節活動範圍的方法，請大家參照針對肌肉‧韌帶‧關節囊短縮的運動治療（第3章-3-3，第3章-3-7）。

　　治療過程中隨時評估趾足底總神經的疼痛與麻木現象是否減輕‧緩解。假設原因出在橫弓下沉或後腳跟內旋步態，除了強化足部內在肌群、與主治醫師研擬治療方針，也必須施以矯正足墊片治療以期提高內側縱弓和前足區足弓，並且促使足部內收（圖17）。

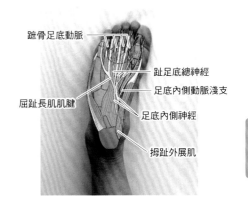

蹠骨足底動脈
趾足底總神經
足底內側動脈淺支
屈趾長肌肌腱
足底內側神經
拇趾外展肌

圖16 ● 莫頓氏神經瘤造成的受損組織

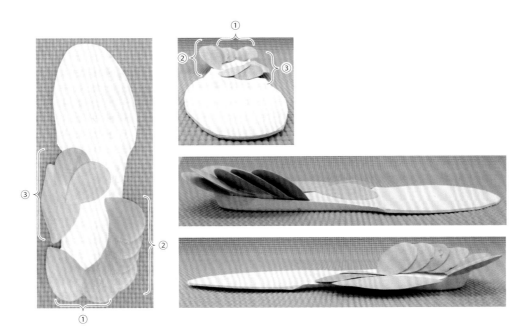

圖17 ● 針對莫頓氏神經瘤使用矯正足墊片治療的病例
①使後足區（跟骨）直立（抑制內翻‧外翻）。
②讓承重從後足區外側（跟骨外側和骰骨）朝向拇趾。
③上提橫弓，使拇趾蹠屈，有利於向前推進。

1) 腓腸外側皮神經

腓腸外側皮神經病變（圖18）會引起小腿近端外側面疼痛與麻木。致病原因包含後側表淺腔室（腓腸肌外側頭）肥厚造成陷套性神經病變、皮膚切開（手術侵入）、皮膚外傷等。

◼1 評估

● 僅限於腓腸肌外側頭有Tinel徵象，而且徒手放鬆這個部位時，Tinel徵象減弱・消失，這種情況判定Tinel徵象呈陽性。

◼2 治療

①抓握小腿近端外側面的皮膚・皮下組織，往近端・遠端、前方・後方滑動（圖19）。

②反覆操作至**小腿近端外側面**的疼痛與麻木現象減輕・緩解。

圖18 ● 腓腸外側皮神經的行經路徑與陷套部位

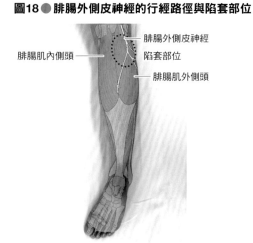

腓腸肌內側頭 — 腓腸外側皮神經
陷套部位
腓腸肌外側頭

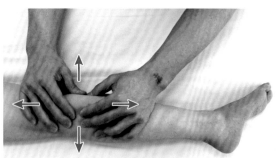

腓腸外側神經

抓握神經受擠壓部位，往近端・遠端、前方・後方方向滑動

圖19 ● 腓腸外側神經病變的治療

2）腓總神經

腓總神經病變（圖20）會引起踝關節背屈・內翻・外翻肌力下降、拇趾・腳趾伸展肌力下降、小腿前外側面和足背、拇趾・腳趾背側面疼痛與麻木。致病原因包含腓骨近端骨折、長時間翹二郎腿（位於上側的下肢出問題）等。

若神經病變原因是腓骨近端骨折後的沾黏・疤痕化造成滑動障礙，進一步引起疼痛與麻木，運動治療應該會有不錯的效果。

1 評估

● 腓骨頭遠端部位有Tinel徵象時，判定Tinel徵象呈陽性。

2 治療

①抓握腓骨頭周圍的組織，往近端・遠端、前方・後方滑動（圖21）。

②反覆操作至**小腿前外側面、足背、拇趾・腳趾背側面的疼痛與麻木現象**減輕・緩解。另外，踝關節背屈・內翻・外翻的肌力、拇趾・腳趾伸展的肌力恢復也是神經復原的基準之一。

圖20 ● 腓總神經的行經路徑與陷套部位

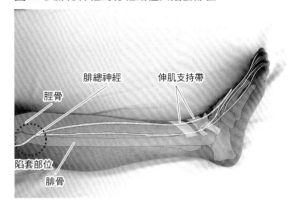

腓總神經　伸肌支持帶

脛骨

陷套部位

腓骨

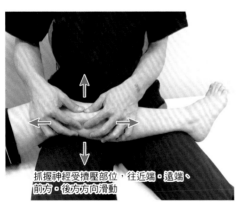

抓握神經受擠壓部位，往近端・遠端、前方・後方方向滑動

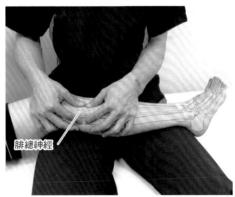

腓總神經

圖21 ● 腓總神經病變的治療

3）腓淺神經

腓淺神經病變（圖22）會引起踝關節外翻肌力下降、小腿近端外側面疼痛與麻木。致病原因包含外腔室（腓長·短肌）肥厚或小腿筋膜過度緊繃造成陷套性神經病變、腓骨骨折等。

[評估]

● 僅限於外腔室和腓長·短肌有Tinel徵象，而且徒手放鬆這個部位時，Tinel徵象減弱·消失，這種情況判定Tinel徵象呈陽性。

▶ 腓長·短肌肥厚或小腿筋膜過度緊繃導致滑動障礙，進一步引起疼痛與麻木症狀，運動治療應該會有不錯的效果。

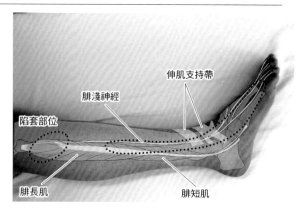

圖22 ● 腓淺神經的行經路徑與陷套部位

[治療]

①抓握小腿筋膜，往近端·遠端、內側·外側滑動（圖23）。

②反覆操作至小腿近端外側面的疼痛與麻木現象減輕·緩解。另外，腓長肌和腓短肌肌力改善也是神經復原的基準之一。

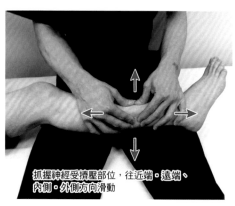

抓握神經受擠壓部位，往近端·遠端、內側·外側方向滑動

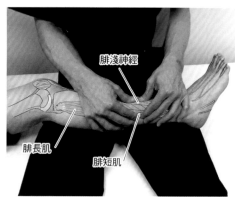

圖23 ● 腓淺神經病變的治療

■足背內側皮神經與足背中間皮神經

　　分支自腓淺神經的**足背內側皮神經**病變會引起小腿前外側面疼痛與麻木，而**足背中間皮神經**病變則會引起小腿近端前面至足部背面疼痛與麻木。致病原因包含皮膚切開（手術侵入）、皮膚外傷等造成小腿筋膜過於緊繃。

［評估］

●腓長・短肌或小腿筋膜有Tinel徵象，而且徒手放鬆陷套部位時，Tinel徵象減弱・消失，這種情況判定Tinel徵象呈陽性。

［治療］

●足背內側皮神經受擠壓的部位是腓長・短肌部位。
①抓握小腿前外側面的皮膚・皮下組織，往近端・遠端、內側・外側滑動。
②反覆操作至**小腿前外側面**的疼痛與麻木現象減輕・緩解。

●足背中間皮神經受擠壓的部位是小腿筋膜。
①抓握小腿前外側面至足部背面的皮膚・皮下組織，往近端・遠端、內側・外側滑動。
②反覆操作至**小腿前外側面至足部背面**的疼痛與麻木現象減輕・緩解。

4）腓深神經

多數腓深神經病變（圖24）會進一步誘發**前跗骨隧道症候群**。腓深神經支配脛前肌・伸趾長肌・伸拇長肌，由於是遠端部位受到擠壓，所以不會產生踝關節背屈・內翻肌力下降現象，也不會有拇趾・腳趾伸展肌力下降的情況，但另一方面，可能會有明顯的拇趾・食趾間疼痛與麻木症狀。因伸肌支持帶肥厚、舟狀骨・內側楔狀骨・中間楔狀骨・外側楔狀骨・骰骨退化造成陷套性神經病變、踝關節脫臼骨折等原因引起前跗骨隧道內壓力上升而發病。

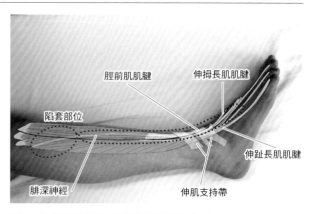

圖24 ● 腓深神經的行經路徑與陷套部位

（圖中標示：脛前肌肌腱、伸拇長肌肌腱、陷套部位、伸趾長肌肌腱、腓深神經、伸肌支持帶）

1 評估

● 前跗骨隧道部位有Tinel徵象，判定Tinel徵象呈陽性。

2 治療

①徒手使伸肌支持帶浮於皮膚表面，擴大前跗骨隧道空間，讓腓深神經不再受到壓迫。

②進行踝關節背屈、拇趾・腳趾伸展的主動運動，促使滑動順暢（圖25）。

③反覆操作至**拇趾・食趾間**的疼痛與麻木現象減輕・緩解。

⚠注意!! 小腿遠端骨折等脛腓骨間的距離拉大時，會造成伸肌支持帶緊繃，進而容易誘發前跗骨隧道症候群。這種情況可能不適合運動治療，請務必諮詢主治醫師並重新擬定治療方針。

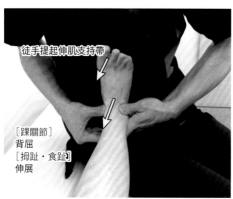
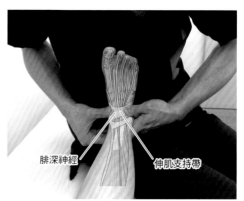

（圖中標示：徒手提起伸肌支持帶、[踝關節]背屈、[拇趾・食趾]伸展、腓深神經、伸肌支持帶）

圖25 ● 腓深神經病變的治療

5　隱神經

隱神經（圖26）病變會引起小腿前側與內側面至足部內側、拇趾背面疼痛與麻木。致病原因包含縫匠筋・股內廣肌肥厚、小腿筋膜過度緊繃造成陷套性神經病變、皮膚切開（手術侵入）、皮膚外傷等。

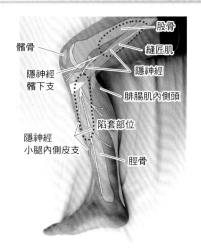

圖26 ● 隱神經的行經路徑與陷套部位

1 評估

- 僅限於縫匠肌或股內廣肌有Tinel徵象，而且放鬆陷套部位的緊繃與小腿近端內側皮膚時，Tinel徵象減弱・消失，這種情況判定Tinel徵象呈陽性。

2 治療

①抓握縫匠肌，往近端・遠端、前方・後方滑動（圖27）。

②反覆操作至**小腿前側**與**小腿內側面至足部內側、拇趾背面**的疼痛與麻木現象減輕・緩解。

　▶受擠壓部位是縫匠肌和股內廣肌或同部位肥厚等造成隱神經滑動障礙時，這項治療也同樣具有效果。

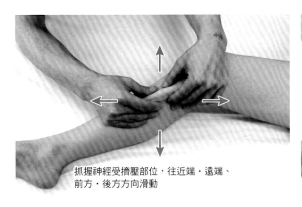

抓握神經受擠壓部位，往近端・遠端、前方・後方方向滑動

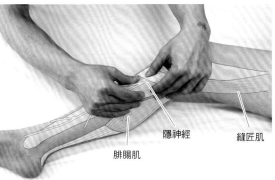

圖27 ● 隱神經病變的治療

引用文獻

1）「腰痛 第2版」（菊地臣一/編著），医学書院，2014

2）「診断のつかない腰痛 仙腸関節の痛み」（村上栄一/編），南江堂，2012

3）Miyamoto W, et al：Endoscopic plantar fascia release via a suprafascial approach is effective for intractable plantar fasciitis. Knee Surg Sports Traumatol Arthrosc, 26：3124-3128, 2018

4）Ogilvie-Harris DJ & Lobo J：Endoscopic plantar fascia release. Arthroscopy, 16：290-298, 2000

③ 特定部位評估與治療

⑤ 腔室症候群的評估與治療

Point

- 小腿摸起來非常硬，有麻木·感覺遲鈍等現象。若再加上肌力衰退現象，疑似腔室症候群。
- 慢性腔室症候群病例適合使用運動治療。
- 運動治療的目的是降低肌腔室內上升的壓力。
- 肌肉放鬆運動有助於緩和肌肉緊繃、神經減壓，以及改善血液循環。

1 腔室症候群病理機制

　　小腿動脈壓約100mmHg，小動脈壓約20～30mmHg。某些因素造成肌腔室壓力達30mmHg以上時，因超過小動脈壓而導致動脈灌流不足。這種情況稱為**急性**腔室症候群。通常因骨折或外傷造成肌腔室腫脹而引起，必須及早切開筋膜（鬆弛切開術）以釋放壓力。

　　腔室症候群的主要症狀有疼痛、腫脹、感覺遲鈍、運動障礙，伸展肌肉時產生疼痛。

　　另一方面，即使沒有嚴重到需要切開筋膜，只要肌腔室壓力上升，就容易出現以疼痛為主等症狀。這種情況稱為**慢性**腔室症候群。因運動或慢性運動負荷等造成肌肉持續緊繃而引起，只要充分休息，症狀自然會減輕。本書將針對慢性腔室症候群的評估進行解說。

　　除了骨折和外傷外，造成肌腔室壓力上升的原因還包含肌腔室內的肌肉變緊繃或水腫（**容積內增量**）、肌腔室外的肌肉變緊繃或水腫造成壓迫·壓縮（**容積減小**）、構成肌腔室的筋膜變硬（**限制容積伸展**）等。運動治療的目的是透過容積內的減量、容積擴大、獲得容積伸展性等以降低肌腔室內上升的壓力。放鬆肌腔室內的肌肉，有助於緩和肌肉緊繃和改善血液循環；另外透過筋膜伸展運動，讓筋膜變柔軟以獲得伸展性。另一方面，從表層組織依序施以運動治療，不僅能避免深層肌腔室壓力上升，也有助於減緩容積過度縮小，兼具治療慢性腔室症候群與有效解除神經壓迫。

　　關於放鬆運動與伸展運動的方法，請大家參照先前介紹過針對肌肉痙攣與短縮的運動治療（第3章3-3）。

小腿的前腔室內有腓深神經和脛前動脈‧靜脈通過，並由脛前肌和伸拇長肌所包圍。當肌腔室內的壓力上升，通常會出現神經症狀或血液循環障礙等各種臨床現象。

1 評估

● 就整體評估而言，相較於健側，患側有**小腿前側**腫脹、壓痛、僵硬等症狀。

● 就各肌肉的評估而言，**脛前肌‧伸趾長肌‧伸拇長肌‧第三腓骨肌**等有伸展痛‧收縮痛症狀。伴隨**腓深神經**受壓迫而出現麻木、感覺遲鈍、上述肌肉群肌力衰退等症狀時，疑似腓深神經受損。

2 治療

①抓握披覆前腔室的筋膜，往近端‧遠端、內側‧外側滑動（圖1）‧

②從脛前肌‧伸趾長肌‧伸拇長肌‧第三腓骨肌的放鬆運動開始，接著進行伸展運動。於壓痛強烈階段進行放鬆運動，並於壓痛程度減輕後，切換成伸展運動。

③反覆操作至**小腿前側的腫脹、壓痛、僵硬**，以及脛前肌‧伸趾長肌‧伸拇長肌‧第三腓骨肌的伸展痛與收縮痛減輕‧緩解。

▶ 此外，如果優先考慮橫截面積較大的脛骨前肌，則可以預期肌內壓力會迅速降低。

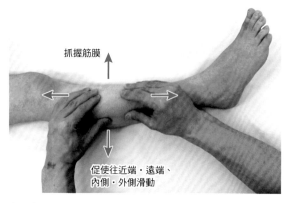
抓握筋膜
促使往近端‧遠端、內側‧外側滑動

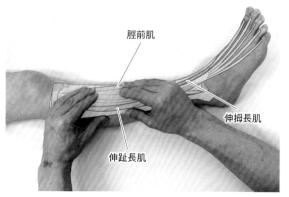
脛前肌
伸拇長肌
伸趾長肌

圖1●**慢性前腔室症候群的治療**

3 外腔室

小腿的外腔室內有淺腓神經通過，並由腓長・短肌所包圍。當肌腔室的壓力上升，通常會出現神經症狀等臨床現象。

1 評估

- 就整體評估而言，相較於健側，患側有**小腿外側**腫脹、壓痛、僵硬等症狀。
- 就各肌肉的評估而言，**腓長肌・腓短肌**有伸展痛・收縮痛症狀。伴隨**腓淺神經**受壓迫而出現麻木、感覺遲鈍、上述肌肉的肌力衰退等症狀時，疑似腓淺神經受損。

2 治療

①抓握披覆外腔室的筋膜，往近端・遠端、前方・後方滑動（**圖2**）。
②從腓長肌・腓短肌的放鬆運動開始，接著進行伸展運動。
③反覆操作至小腿前側的腫脹、壓痛、僵硬，以及腓長肌・腓短肌的伸展痛與收縮痛減輕・緩解。

▶從橫截面積較大的腓長肌優先操作，有利於迅速降低肌腔室內的壓力。接著再先從伸展痛、收縮痛較為強烈的肌肉依序進行治療。

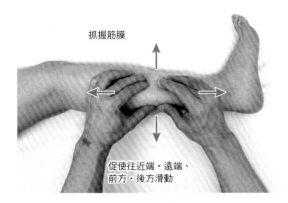

抓握筋膜

促使往近端・遠端、前方・後方滑動

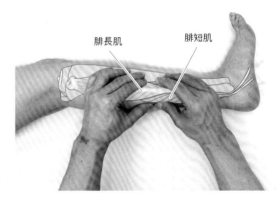

腓長肌　腓短肌

圖2●慢性外腔室症候群的治療

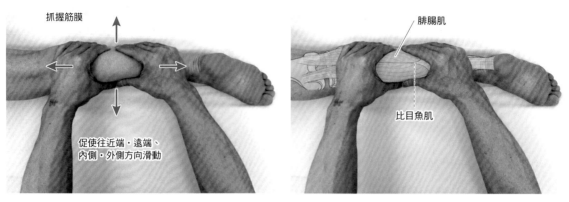

図3●慢性後側表淺腔室症候群的治療

抓握筋膜

促使往近端・遠端、
內側・外側方向滑動

腓腸肌

比目魚肌

4 後側表淺腔室

小腿的後側表淺腔室內有脛神經分支（支配腓腸肌和比目魚肌的神經）通過，並由腓腸肌（內・外側頭）和比目魚肌所包圍。當肌腔室的壓力上升，通常會出現神經症狀或血液循環障礙等各種臨床現象。

■1 評估

● 就整體評估而言，相較於健側，患側有**小腿後側表層**腫脹、壓痛、僵硬等症狀。

● 就各肌肉的評估而言，**腓腸肌**（內・外側頭）・**比目魚肌**有伸展痛・收縮痛症狀。**脛神經**（通過腓腸肌和比目魚肌中間的分支）受壓迫而出現上述肌肉的肌力衰退時，疑似脛神經受損。

■2 治療

①抓握披覆後側表淺腔室的筋膜，往近端・遠端、內側・外側方向滑動（圖3）・

②從腓腸肌（內・外側頭）・比目魚肌的放鬆運動開始，接著進行伸展運動。

③反覆操作至小腿前側的腫脹、壓痛、僵硬，以及腓腸肌（內・外側頭）・比目魚肌的伸展痛與收縮痛減輕・緩解。

▶從橫截面積較大的比目魚肌優先操作，有利於迅速降低肌腔室的壓力。接著再先從伸展痛、收縮痛較為強烈的肌肉依序進行治療。

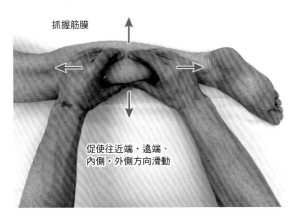

抓握筋膜

促使往近端・遠端、
內側・外側方向滑動

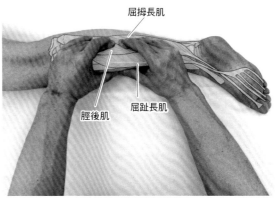

屈拇長肌

脛後肌

屈趾長肌

圖4 ●慢性後側深層腔室症候群的治療

5 後側深層腔室

小腿的後側深層腔室內有脛神經和脛後動脈・靜脈、腓動脈・腓靜脈通過，並由脛後肌、屈趾長肌、屈拇長肌所包圍。當肌腔室的壓力上升，通常會出現神經症狀或血液循環障礙等各種臨床現象。

1 評估

- 就整體評估而言，相較於健側，患側有**小腿後側深層**腫脹、壓痛、僵硬等症狀。
- 就各肌肉的評估而言，**脛後肌・屈趾長肌・屈拇長肌**有伸展痛・收縮痛症狀。**脛神經**受壓迫而出現麻木、感覺遲鈍、上述肌肉的肌力衰退時，疑似脛神經受損。

2 治療

①抓握披覆後側深層腔室的筋膜，往近端・遠端、內側・外側方向滑動（**圖4**）。

②從脛後肌・屈趾長肌・屈拇長肌的放鬆運動開始，接著進行伸展運動。

③反覆操作至小腿前側的腫脹、壓痛、僵硬，以及脛後肌・屈趾長肌・屈拇長肌的伸展痛與收縮痛減輕・緩解。

▶這些肌肉的橫截面積都很大，但脛後肌尤其重要。因此從脛後肌優先操作，有利於迅速降低肌腔室的壓力。

▶脛後肌位於後側深層腔室的最深層，一旦腔室內壓力上升，無可避免地容易引起腔室症候群。病症從輕度到重度都有可能，輕度發生機率非常高，蛋無論輕重症都會受到壓力擠壓，建議及早開始進行治療。

▶除此之外，從伸展痛、收縮痛較為強烈的肌肉依序進行治療。

3 特定部位評估與治療

⑥ 脂肪墊的評估與治療

Point

- 脂肪墊因外傷形成沾黏・疤痕化或退化而變硬時，容易進一步誘發疼痛症狀。
- 假設脂肪墊是引起疼痛的主因，可以透過改善脂肪墊的柔軟性與滑動性，促使功能性變形更加流暢。
- 脂肪墊對侵入刺激較為敏感，治療時務必謹慎輕柔。

　　脂肪墊是能夠柔軟滑動的組織，能夠依照需求改變形狀。當外傷造成脂肪墊沾黏・疤痕化或退化而變硬，因關節活動效率、承重的緩衝作用變差，容易進一步演變成誘發疼痛和活動範圍受限的導火線。

　　評估脂肪墊時，最適合的方法就是觀察壓痛現象，由於多半會伴隨柔軟性變差的情況，因此即便沒有明顯壓痛跡象，只要透過觸診感覺患側比健側僵硬，腦中就要有可能是脂肪墊疼痛的想法。

　　徒手治療・運動治療的目的是改善脂肪墊的柔軟性與滑動性，並且配合足部動作讓脂肪墊的功能性變形更加流暢。脂肪墊對侵入刺激較為敏感，因此容易產生疼痛，治療時務必謹慎輕柔，由輕到重循序漸進。

　　承重量以不會造成脂肪墊疼痛的範圍為限。10次為一個回合，隨柔軟性與滑動性的改善，分階段增加運動強度。

1 距骨前脂肪墊

　　小腿遠端骨折・足踝部位骨折等容易併發距骨前脂肪墊形成沾黏・疤痕化。

1 評估
①確認距骨頸前方部位的**壓痛現象**。
②以指腹抓握距骨前脂肪墊，讓踝關節背屈，確認脂肪墊的**硬度**（**圖1**）・
　▶若沾黏・疤痕化情況明顯，在踝關節中間位置或蹠屈位置應該就能感覺到脂肪墊變硬。
③踝關節背屈時，脂肪墊未被推出至表層（伸肌支持帶側），或者踝關節蹠屈時，脂肪墊未被拉至深層（距骨側），判斷距骨前脂肪墊的柔軟性變差。

2 治療
①以踝關節輕度背屈位置，伸肌肌腱（脛前肌・伸趾長肌・伸拇長肌・第三腓骨肌）放鬆狀態為起始姿勢。
②抓握位於距骨頸前方的距骨前脂肪墊，往內側・外側方向滑動（**圖2a**）・
③脂肪墊變柔軟後，逐漸加大踝關節背屈角度並重覆相同步驟。

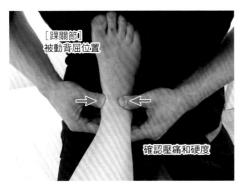

圖1 ● **距骨前脂肪墊欠缺柔軟性的評估**

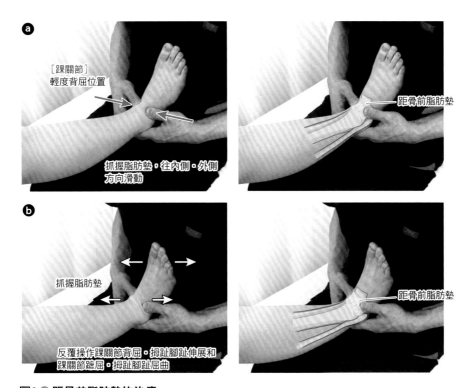

圖2 ● **距骨前脂肪墊的治療**

④抓握距骨前脂肪墊，反覆踝關節背屈 · 拇趾腳趾伸展和踝關節蹠屈 · 拇趾腳趾屈曲的主動
　運動，促使改善距骨前脂肪墊和脛前肌肌腱、伸拇長肌肌腱、伸趾長肌肌腱之間的滑動性
　（**圖2b**）．

⑤操作④時，以不產生疼痛的程度為限，反覆操作至**壓痛**和**踝關節背屈 · 蹠屈時疼痛**現象減
　輕 · 緩解。

小腿遠端骨折・足踝部位骨折・阿基里斯腱斷裂等容易併發Kager's脂肪墊形成沾黏・疤痕化。這個脂肪墊分為3個區域，務必確認哪個區域才是真正誘發疼痛的原因。

1）阿基里斯腱區域

■1 評估

①從側邊抓握阿基里斯腱前方部位，確認**壓痛現象**。

②以指腹抓握阿基里斯腱區域，讓踝關節背屈，確認脂肪墊的**硬度**（圖3a）・

ⓐ 阿基里斯腱區域

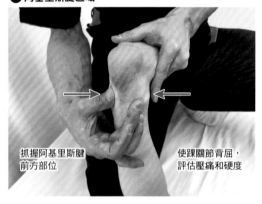

抓握阿基里斯腱
前方部位

使踝關節背屈，
評估壓痛和硬度

ⓑ FHL區域

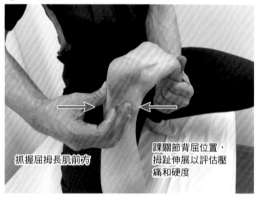

抓握屈拇長肌前方

踝關節背屈位置，
拇趾伸展以評估壓
痛和硬度

ⓒ Wedge區域

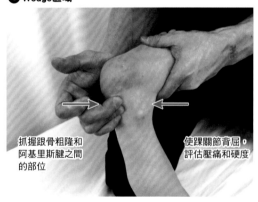

抓握跟骨粗隆和
阿基里斯腱之間
的部位

使踝關節背屈，
評估壓痛和硬度

圖3 ●Kager's脂肪墊欠缺柔軟性的評估

② 治療

①以踝關節蹠屈位置，阿基里斯腱放鬆狀態為起始姿勢。

②抓握位於阿基里斯腱前方的脂肪墊，往內側・外側方向滑動（圖4a）。

③脂肪墊變柔軟後，逐漸加大踝關節背屈角度並重覆相同步驟。

④抓握阿基里斯腱區域，反覆踝關節背屈・踝關節蹠屈的主動運動，促使改善阿基里斯腱區域和阿基里斯腱之間的滑動性（圖4b）。

⑤操作④時，以不產生疼痛的程度為限，反覆操作至**壓痛**和**踝關節背屈・蹠屈時疼痛**現象減輕・緩解。

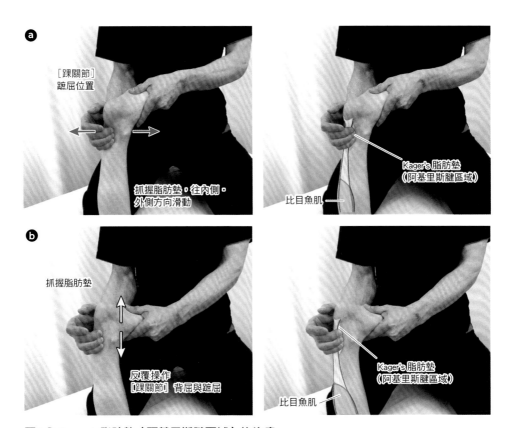

ⓐ

［踝關節］蹠屈位置

抓握脂肪墊，往內側・外側方向滑動

Kager's 脂肪墊（阿基里斯腱區域）

比目魚肌

ⓑ

抓握脂肪墊

反覆操作［踝關節］背屈與蹠屈

Kager's 脂肪墊（阿基里斯腱區域）

比目魚肌

圖4 ● Kager's脂肪墊（阿基里斯腱區域）的治療

2) FHL（屈拇長肌）區域

1 評估

①以指腹抓握屈拇長肌後方部位，確認**壓痛現象**。

②以指腹抓握FHL區域，讓踝關節背屈和拇趾伸展，確認脂肪墊的**硬度**（圖3b）·

2 治療

①以踝關節蹠屈位置，拇趾輕度屈曲位置，屈拇長肌放鬆狀態為起始姿勢。

②抓握位於屈拇長肌後方的脂肪墊，往內側・外側方向滑動（圖5a）·

③脂肪墊變柔軟後，逐漸加大踝關節背屈・拇趾伸展角度並重覆相同步驟。

④抓握FHL區域，反覆踝關節背屈・拇趾伸展和踝關節蹠屈・拇趾屈曲的主動運動，促使改善FHL區域和FHL之間的滑動性（圖5b）·

⑤操作④時，以不產生疼痛的程度為限，反覆操作至**壓痛**和**踝關節背屈・拇趾伸展時疼痛，踝關節蹠屈・拇趾屈曲時疼痛**現象減輕・緩解。

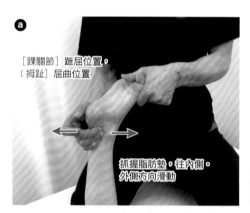
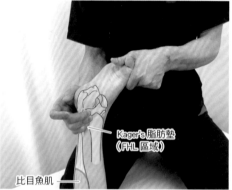

［踝關節］蹠屈位置，
〔拇趾〕屈曲位置

抓握脂肪墊，往內側・外側方向滑動

Kager's 脂肪墊（FHL區域）

比目魚肌

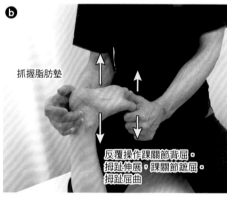
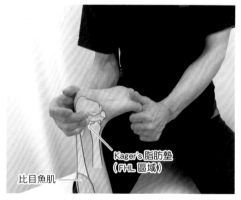

抓握脂肪墊

反覆操作踝關節背屈・拇趾伸展，踝關節蹠屈・拇趾屈曲

Kager's 脂肪墊（FHL 區域）

比目魚肌

圖5●Kager's脂肪墊（FHL區域）的治療

3）Wedge區域

1 評估

①以指腹抓握跟骨粗隆與阿基里斯腱之間的縫隙部位，確認**壓痛現象**。

②以指腹抓握Wedge區域，讓踝關節背屈，確認脂肪墊的**硬度**（**圖3c**）·

2 治療

①以踝關節蹠屈位置，阿基里斯腱放鬆狀態為起始姿勢。

②抓握位於跟骨粗隆與阿基里斯腱之間的脂肪墊，往內側・外側方向滑動（**圖6**）。

③脂肪墊變柔軟後，逐漸加大踝關節背屈角度並重覆相同步驟。

④抓握Wedge區域，反覆踝關節背屈・踝關節蹠屈的主動運動，促使改善Wedge區域和跟骨粗隆・阿基里斯腱之間的滑動性。

⑤操作④時，以不產生疼痛的程度為限，反覆操作至**壓痛**和**踝關節背屈・蹠屈時疼痛**現象減輕・緩解。

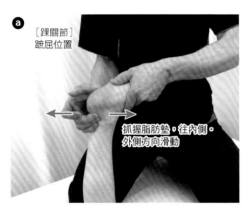
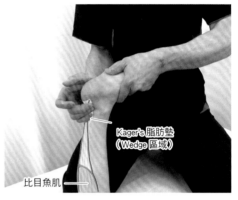

ⓐ　［踝關節］蹠屈位置

抓握脂肪墊，往內側・外側方向滑動

Kager's 脂肪墊（Wedge 區域）

比目魚肌

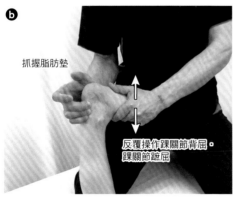
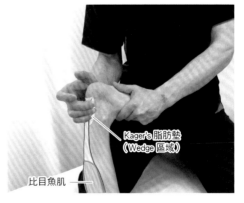

ⓑ

抓握脂肪墊

反覆操作踝關節背屈・踝關節蹠屈

Kager's 脂肪墊（Wedge 區域）

比目魚肌

圖6 ● Kager's脂肪墊（Wedge區域）的治療

　　跟骨骨折等容易併發足跟脂肪墊形成沾黏‧疤痕化，也可能因為長距離行走‧增齡‧運動等因素造成足跟脂肪墊的柔軟性變差。多加留意足跟脂肪墊會隨著年齡增長而逐漸變薄且變硬。

1 評估

● 確認跟骨粗隆底面的**壓痛現象**。先讓踝關節背屈、拇趾‧腳趾伸展且讓足底筋膜繃緊，這樣不僅有助於確認脂肪墊的**硬度**，精準度也會比較高（圖7）。

> ⚠**注意!!**　伴隨脂肪墊斷裂等變鬆弛的情況（患側脂肪墊比健側鬆弛，抓握脂肪墊且前後左右移動時會產生疼痛）下，可能不適合進行運動治療。臨床上遇到這種病例時，建議使用貼紮或矯正足墊片來支撐脂肪墊（圖8），詳細內容請參考引用文獻。

2 治療

①以踝關節背屈位置，拇趾‧腳趾伸展位置，足底筋膜繃緊狀態為起始姿勢。

②抓握位於足跟皮膚下方的足跟脂肪墊，往內側‧外側和近端‧遠端方向滑動（圖9）‧

③進行治療的過程中，隨時以觸診確認皮膚與足跟脂肪墊之間縫隙部位的滑動。

④皮膚與足跟脂肪墊之間有充分的滑動性後，抓握足底筋膜上方深層部位的足跟脂肪墊，往內側‧外側和近端‧遠端滑動。

⑤操作④時，以不產生疼痛的程度為限，反覆操作至**壓痛**和**承重時疼痛**現象減輕‧緩解。

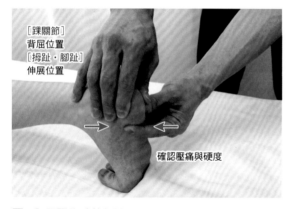

［踝關節］
背屈位置
［拇趾‧腳趾］
伸展位置

確認壓痛與硬度

圖7 ● 足跟脂肪墊欠缺柔軟性的評估

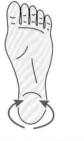
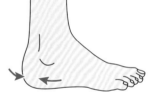

圖8 ● 支撐脂肪墊

同時出現脂肪墊斷裂或變鬆弛的情況下，如圖所示，使用貼紮來支撐脂肪墊（➡）。建議每天使用，直到疼痛減輕‧緩解。重要訣竅在於指導患者自行操作。

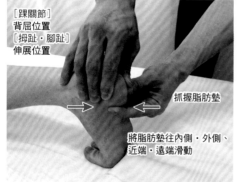

［踝關節］
背屈位置
［拇趾‧腳趾］
伸展位置

抓握脂肪墊

將脂肪墊往內側‧外側、
近端‧遠端滑動

足跟脂肪墊

圖9 ● 足跟脂肪墊的治療

4 足底脂肪墊

跗骨骨折等容易併發足底脂肪墊形成沾黏・疤痕化，也可能因為長距離行走・增齡・運動等因素造成足底脂肪墊柔軟性變差。基本上，處理方式同足跟脂肪墊。

1 評估

● 確認足底面的**壓痛現象**。先讓踝關節背屈、拇趾・腳趾伸展且讓足底筋膜繃緊，這樣不僅有助於確認脂肪墊的**硬度**，精準度也會比較高（圖10）。

⚠**注意!!** 特別留意伴隨脂肪墊斷裂等變鬆弛的情況下，同足跟脂肪墊一樣不適合進行運動治療。

2 治療

①以踝關節背屈位置，拇趾・腳趾伸展位置，足底筋膜繃緊狀態為起始姿勢。

②抓握位於足底皮膚下的足底脂肪墊，往內側・外側和近端・遠端方向滑動（圖11）。

③進行治療的過程中，隨時以觸診確認皮膚與足底脂肪墊之間縫隙部位的滑動。

④抓握足底筋膜上方深層部位的足跟脂肪墊，往內側・外側和近端・遠端滑動。

⑤操作④時，以不產生疼痛的程度為限，反覆操作至**壓痛**和**承重時疼痛**現象減輕・緩解。

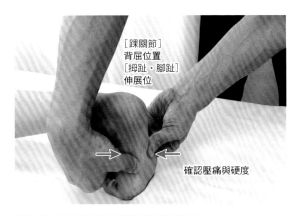

［踝關節］
背屈位置
［拇趾・腳趾］
伸展位

確認壓痛與硬度

圖10 ● 足底脂肪墊欠缺柔軟性的評估

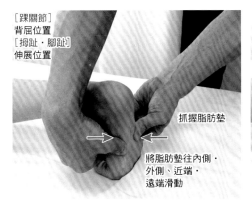
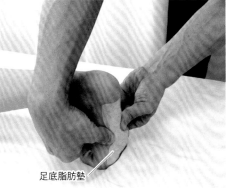

［踝關節］
背屈位置
［拇趾・腳趾］
伸展位置

抓握脂肪墊

將脂肪墊往內側・外側、近端・遠端滑動

足底脂肪墊

圖11 ● 足底脂肪墊的治療

3 特定部位評估與治療

⑦ 韌帶・關節囊的評估與治療

Point

- 因韌帶・關節囊攣縮引起的疼痛包含韌帶・關節囊本身引起的疼痛，以及作為鉸鏈之用而引起對側組織的疼痛。
- 連接骨骼的韌帶與關節囊的牽拉操作幾乎相同。
- 韌帶・關節囊的牽拉操作是邊往長軸方向牽拉邊伸展。

　　韌帶・關節囊的功能障礙多半因伸展性變差而引起。評估韌帶・關節囊的伸展性時，只需要在韌帶・關節囊附著骨骼的最遠處操作關節活動即可。在韌帶和關節囊呈層狀構造（韌帶位於表層・關節囊位於深層）部位，針對韌帶和關節囊施以相同的牽拉操作。某些因素造韌帶・關節囊的伸展性變差時，可能因為自身關係引起疼痛，也可能因此變成關節軸（請參照第3章-1）。前者引起同側伸展痛，後者以韌帶・關節囊本身為中心產生轉動力矩，因鉸鏈作用而夾擠對側組織，最終演變成短縮痛。

　　另一方面，多數韌帶攣縮因韌帶和周圍組織形成沾黏而發生，因此同時評估行經韌帶表層的肌肉等組織的滑動性也是非常重要的一環（第3章-3-3）。

　　運動治療有助於恢復韌帶・關節囊的伸展性與滑動性，訣竅在於將關節拉離長軸的同時，進行韌帶牽拉運動。

　　反覆操作運動治療至**伸展痛**和**對側組織的短縮痛**減輕・緩解，並且關節活動範圍擴大。針對各條韌帶，以1次2～3秒的程度，反覆伸展3～5分鐘。

　　韌帶鬆弛容易造成踝關節不穩定。針對這類患者，務必確認距小腿關節的背屈活動範圍，若有背屈活動範圍不足的情況，藉由擴大背屈活動範圍以增加距小腿關節的接觸面積，有助於提高踝關節的穩定性。假設還是無法解決韌帶鬆弛問題，諮詢主治醫師並請醫師開立使用輔具處方箋。

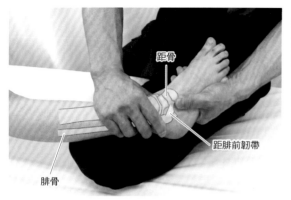

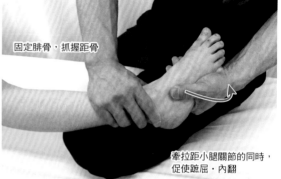

固定腓骨，抓握距骨

牽拉距小腿關節的同時，
促使蹠屈・內翻

腓骨

距骨

距腓前韌帶

圖1 ● 距腓前韌帶缺乏伸展性的評估與治療

1 距腓前韌帶／足前外方關節囊

距腓前韌帶連接**外踝與距骨頸外側**。

1 評估

① 一手固定腓骨，一手抓握距骨。

② 讓距小腿關節蹠屈・內翻至最大範圍，以觸診方式確認韌帶緊繃狀態（圖1）。

　▶ 確認是否伴隨韌帶緊繃而產生**伸展痛**和**對側組織短縮痛**。

2 治療

① 一手固定腓骨，一手抓握距骨並觸診韌帶。

② 牽拉距小腿關節，蹠屈至最大範圍並促使內翻（圖1）・

③ 邊確認韌帶伸展與滑動情況邊操作關節。

2 跟腓韌帶

跟腓韌帶連接**外踝與跟骨外側**。

1 評估

① 一手固定腓骨，一手抓握距骨。

② 讓踝關節（距小腿關節・距下關節）維持在中間位置，促使內翻至最大範圍，以觸診方式
確認韌帶緊繃狀態（圖2）・

　▶ 確認是否伴隨韌帶緊繃而產生**伸展痛**和**對側組織短縮痛**。

2 治療

① 一手固定腓骨，一手抓握跟骨並觸診韌帶。

② 讓踝關節（距小腿關節・距下關節）維持在中間位置並進行牽拉，然後促使內翻（圖2）。

③ 邊確認韌帶伸展與滑動情況邊操作關節。

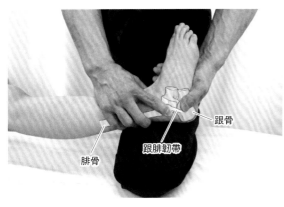
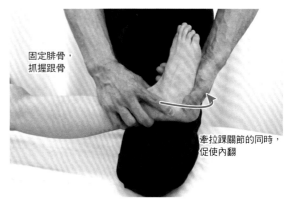

固定腓骨，
抓握跟骨

跟骨

跟腓韌帶

腓骨

牽拉踝關節的同時，
促使內翻

圖2 ● 跟腓韌帶缺乏伸展性的評估與治療

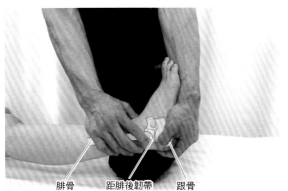
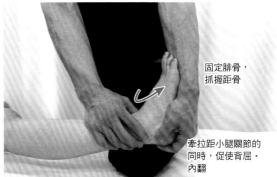

腓骨　距腓後韌帶　跟骨

固定腓骨，
抓握距骨

牽拉距小腿關節的
同時，促使背屈・
內翻

圖3 ● 距腓後韌帶缺乏伸展性的評估與治療

3 距腓後韌帶／足後外方關節囊

距腓後韌帶連接**外踝與距骨後突的外側結節**。

1 評估

①一手固定腓骨，一手抓握距骨。

②讓距小腿關節背屈 ・ 內翻至最大範圍，以觸診方式確認韌帶緊繃狀態（圖3）・

　▸確認是否伴隨韌帶緊繃而產生**伸展痛**和**對側組織短縮痛**。

2 治療

①一手固定腓骨，一手抓握足部並觸診韌帶。

②牽拉距小腿關節，背屈至最大範圍並促使內翻（圖3）。

③邊確認韌帶伸展與滑動情況邊操作關節。

4 三角韌帶脛舟部

三角韌帶脛舟部連接**內踝與舟狀骨內側**。

1 評估

①一手固定脛骨，一手抓握舟狀骨。

②讓踝關節・足部（Chopart氏關節）蹠屈・外翻至最大範圍，以觸診方式確認韌帶緊繃狀態（圖4）。

▶確認是否伴隨韌帶緊繃而產生**伸展痛**和**對側組織短縮痛**。

2 治療

①一手固定脛骨，一手抓握舟狀骨並觸診韌帶。

②牽拉踝關節・足部（Chopart氏關節），蹠屈至最大範圍並促使外翻（圖4）。

③邊確認韌帶伸展與滑動情況邊操作關節。

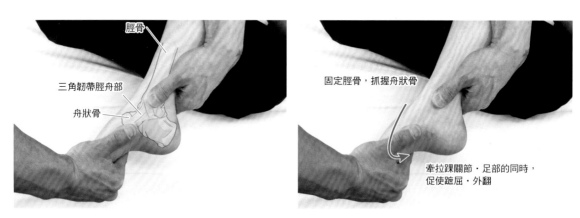

圖4 ● 三角韌帶脛舟部缺乏伸展性的評估與治療

5 三角韌帶脛距前部／足內前方關節囊

三角韌帶脛距前部連接**內踝與距骨頸內側**。

1 評估

①一手固定脛骨，一手抓握距骨。

②距讓距小腿關節蹠屈・外翻至最大範圍，以觸診方式確認韌帶緊繃狀態（圖5）。

▶確認是否伴隨韌帶緊繃而產生**伸展痛**和**對側組織短縮痛**。

2 治療

①一手固定脛骨，一手抓握足部並觸診韌帶。

②牽拉距小腿關節，蹠屈至最大範圍並促使外翻（圖5）。

③邊確認韌帶伸展與滑動情況邊操作關節。

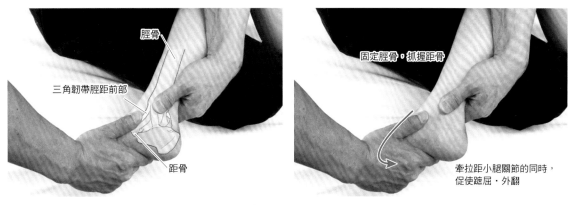

圖5 ● 三角韌帶脛距前部缺乏伸展性的評估與治療

6 三角韌帶脛跟部

三角韌帶脛跟部連接**內踝與跟骨載距突**。

1 評估

① 一手固定脛骨，一手抓握跟骨。

② 讓踝關節（距小腿關節・距下關節）維持在中間位置並讓跟骨外翻至最大範圍，以觸診方式確認韌帶緊繃狀態（圖6）。

　▶ 確認是否伴隨韌帶緊繃而產生**伸展痛**和**對側組織短縮痛**。

2 治療

① 一手固定脛骨，一手抓握足部並觸診韌帶。

② 讓踝關節（距小腿關節・距下關節）維持在中間位置並進行牽拉，然後促使外翻（圖6）・

③ 邊確認韌帶伸展與滑動情況邊操作關節。

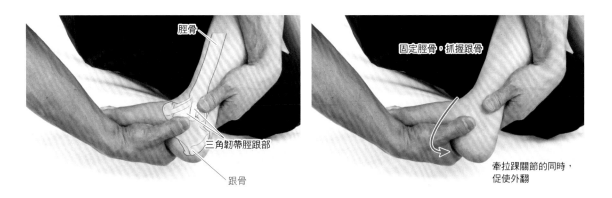

圖6 ● 三角韌帶脛跟部缺乏伸展性的評估與治療

三角韌帶脛距後部連接**內踝與距骨後突的內側結節**。

1 評估

①一手固定脛骨，一手抓握距骨。

②讓距小腿關節背屈・外翻至最大範圍，以觸診方式確認韌帶緊繃狀態（圖7）。

　▶確認是否伴隨韌帶緊繃而產生**伸展痛**和**對側組織短縮痛**。

2 治療

①一手固定脛骨，一手抓握足部並觸診韌帶。

②牽拉距小腿關節，背屈至最大範圍並促使外翻（圖7）。

③邊確認韌帶伸展與滑動情況邊操作關節。

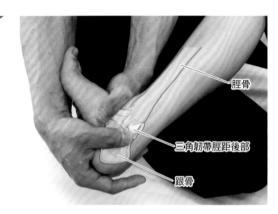
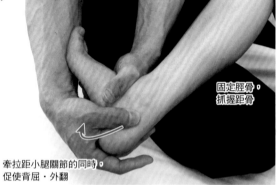

脛骨

三角韌帶脛距後部

跟骨

固定脛骨，抓握距骨

牽拉距小腿關節的同時，促使背屈・外翻

圖7 ● 三角韌帶脛距後部缺乏伸展性的評估與治療

8 距跟骨間韌帶

距跟骨間韌帶位於跗骨竇中，連接**距骨與跟骨**。

1 評估

①一手固定距骨，一手抓握跟骨。

②讓距下關節蹠屈・內翻至最大範圍，以觸診方式確認位於跗骨竇內的韌帶緊繃狀態（圖8）。

　▶確認是否伴隨韌帶緊繃而產生**伸展痛**。

2 治療

①一手固定距骨，一手抓握跟骨並觸診韌帶。

②牽拉距下關節，蹠屈至最大範圍並促使內翻（圖8）。

③邊確認韌帶伸展與滑動情況邊操作關節。

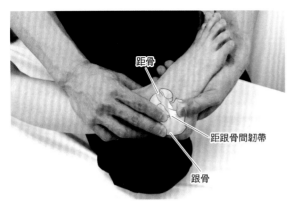
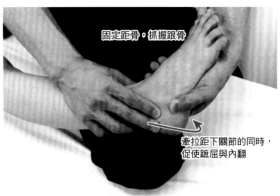

固定距骨，抓握跟骨

距骨

距跟骨間韌帶

跟骨

牽拉距下關節的同時，
促使蹠屈與內翻

圖8 ● 距跟骨間韌帶缺乏伸展性的評估與治療

9 連接拇趾列蹠骨的韌帶

1）距舟背側韌帶

距舟背側韌帶從背面連接距骨與舟狀骨。

1 評估

①一手固定距骨，一手抓握舟狀骨。

②讓Chopart氏關節屈曲（蹠屈）至最大範圍，以觸診方式確認韌帶緊繃狀態（**圖9a**）．

▶確認是否伴隨韌帶緊繃而產生**伸展痛**和**對側組織短縮痛**。

2 治療

①一手固定距骨，一手抓握舟狀骨並觸診韌帶。

②牽拉Chopart氏關節並誘導至屈曲（蹠屈）方向（**圖9a**）。

③邊確認韌帶伸展與滑動情況邊操作關節。

ⓐ 距舟背側韌帶

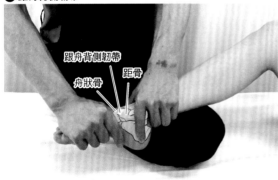
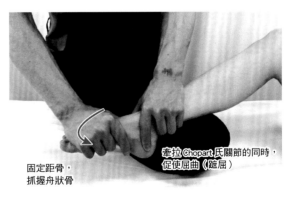

跟舟背側韌帶

距骨

舟狀骨

固定距骨，
抓握舟狀骨

牽拉Chopart氏關節的同時，
促使屈曲（蹠屈）

圖9 ● 距舟背側韌帶缺乏伸展性的評估與治療

2）跟舟足底韌帶

跟舟足底韌帶從底面連接跟骨與舟狀骨。

◼ 評估

①一手固定跟骨，一手抓握舟狀骨。

②讓Chopart氏關節（透過距骨）伸展（背屈）至最大範圍，以觸診方式確認韌帶緊繃狀態（圖9b）。

▸確認是否伴隨韌帶緊繃而產生**伸展痛**和**對側組織短縮痛**。

◼ 治療

①一手固定跟骨，一手抓握舟狀骨並觸診韌帶。

②牽拉Chopart氏關節（透過距骨）並誘導至伸展（背屈）方向（圖9b）。

③邊確認韌帶伸展與滑動情況邊操作關節。

ⓑ 跟舟足底韌帶

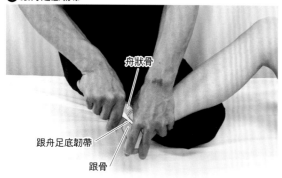
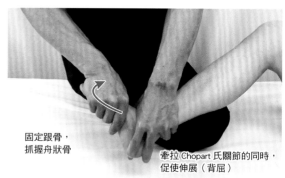

舟狀骨

跟舟足底韌帶

跟骨

固定跟骨，
抓握舟狀骨

牽拉 Chopart 氏關節的同時，
促使伸展（背屈）

圖9 ● 跟舟足底韌帶缺乏伸展性的評估與治療

3）楔舟背側韌帶

楔舟背側韌帶從背面連接舟狀骨與內側楔狀骨。

◼ 評估

①一手固定舟狀骨，一手抓握內側楔狀骨。

②讓楔舟關節屈曲（蹠屈）至最大範圍，以觸診方式確認韌帶緊繃狀態（圖10a）。

▸確認是否伴隨韌帶緊繃而產生**伸展痛**和**對側組織短縮痛**。

◼ 治療

①一手固定舟狀骨，一手抓握內側楔狀骨並觸診韌帶。

②牽拉楔舟關節並誘導至屈曲（蹠屈）方向（圖10a）。

③邊確認韌帶伸展與滑動情況邊操作關節。

4）楔舟足底韌帶

楔舟足底韌帶從底面連接舟狀骨與內側楔狀骨。

1 評估

①一手固定舟狀骨，一手抓握內側楔狀骨。

②讓楔舟關節伸展（背屈）至最大範圍，以觸診方式確認韌帶緊繃狀態（圖10b）。

> ▶確認是否伴隨韌帶緊繃而產生**伸展痛**和**對側組織短縮痛**。

2 治療

①一手固定舟狀骨，一手抓握內側楔狀骨並觸診韌帶。

②牽拉楔舟關節並誘導至伸展（背屈）方向（圖10b）。

③邊確認韌帶伸展與滑動情況邊操作關節。

ⓐ 楔舟背側韌帶

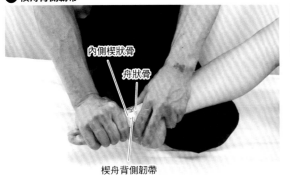
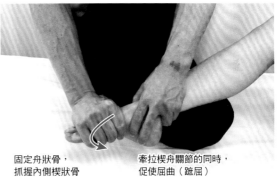

內側楔狀骨
舟狀骨
楔舟背側韌帶

固定舟狀骨，
抓握內側楔狀骨

牽拉楔舟關節的同時，
促使屈曲（蹠屈）

ⓑ 楔舟足底韌帶

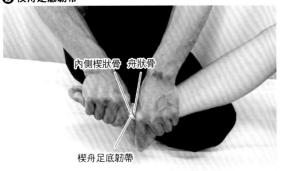
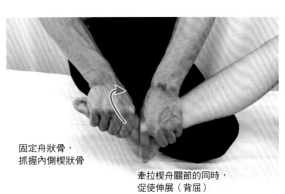

內側楔狀骨　舟狀骨
楔舟足底韌帶

固定舟狀骨，
抓握內側楔狀骨

牽拉楔舟關節的同時，
促使伸展（背屈）

圖10 ● 楔舟背側韌帶・楔舟足底韌帶缺乏伸展性的評估與治療

5）跗蹠背側韌帶

跗蹠背側韌帶從背面連接內側楔狀骨與第一蹠骨。

1 評估

①一手固定內側楔狀骨，一手抓握第一蹠骨。

②讓第一Lisfranc氏關節屈曲（蹠屈），以觸診方式確認韌帶緊繃狀態（圖11a）。

　　▶確認是否伴隨韌帶緊繃而產生**伸展痛**和**對側組織短縮痛**。

2 治療

①一手固定楔狀骨，一手抓握第一蹠骨並觸診韌帶。

②牽拉第一Lisfranc氏關節並誘導至屈曲（蹠屈）方向（圖11a）。

③邊確認韌帶伸展與滑動情況邊操作關節。

ⓐ 跗蹠背側韌帶

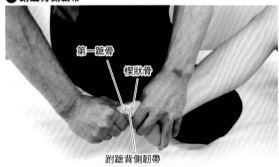
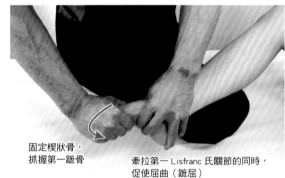

第一蹠骨
楔狀骨
跗蹠背側韌帶

固定楔狀骨，
抓握第一蹠骨

牽拉第一 Lisfranc 氏關節的同時，
促使屈曲（蹠屈）

ⓑ 跗蹠足底韌帶

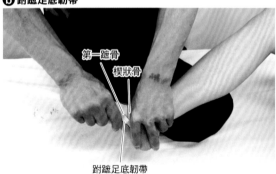
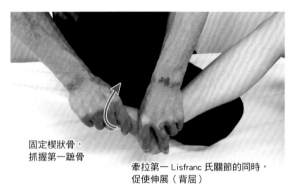

第一蹠骨
楔狀骨
跗蹠足底韌帶

固定楔狀骨，
抓握第一蹠骨

牽拉第一 Lisfranc 氏關節的同時，
促使伸展（背屈）

圖11 ● 跗蹠背側韌帶・跗蹠足底韌帶缺乏伸展性的評估與治療

6) 跗蹠足底韌帶

跗蹠足底韌帶從底面連接內側楔狀骨與第一蹠骨。

1 評估

①一手固定內側楔狀骨，一手抓握第一蹠骨。

②讓第一Lisfranc氏關節伸展（背屈），以觸診方式確認韌帶緊繃狀態（圖11b）。

▸確認是否伴隨韌帶緊繃而產生**伸展痛**和**對側組織短縮痛**。

2 治療

①一手固定楔狀骨，一手抓握第一蹠骨並觸診韌帶。

②牽拉第一Lisfranc氏關節並往伸展（背屈）方向操作（圖11b）。

③邊確認韌帶伸展與滑動情況邊操作關節。

10 連接小趾列跗骨的韌帶

1) 跟骰背側韌帶

跟骰背側韌帶從背面連接跟骨與骰骨。

1 評估

①一手固定跟骨，一手抓握骰骨。

②讓Chopart氏關節屈曲（蹠屈），並以觸診方式確認韌帶緊繃狀態（圖12a）。

▸確認是否伴隨韌帶緊繃而產生**伸展痛**和**對側組織短縮痛**。

2 治療

①一手固定跟骨，一手抓握骰骨並觸診韌帶。

②牽拉Chopart氏關節並往屈曲（蹠屈）方向操作（圖12a）。

③邊確認韌帶伸展與滑動情況邊操作關節。

ⓐ 跟骰背側韌帶

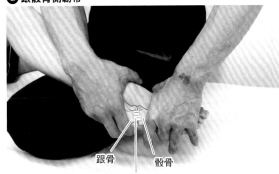
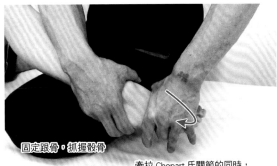

跟骨　　骰骨
跟骰背側韌帶

固定跟骨，抓握骰骨

牽拉 Chopart 氏關節的同時，
促使屈曲（蹠屈）

圖12●跟骰背側韌帶缺乏伸展性的評估與治療

2) 跟骰足底韌帶

跟骰足底韌帶從底面連接跟骨與骰骨。

1 評估

①一手固定跟骨，一手抓握骰骨。

②讓 Chopart 氏關節伸展（背屈），並以觸診方式確認韌帶緊繃狀態（圖 12 b）。

▷確認是否伴隨韌帶緊繃而產生**伸展痛**和**對側組織短縮痛**。

2 治療

①一手固定跟骨，一手抓握骰骨並觸診韌帶。

②牽拉 Chopart 氏關節並往伸展（背屈）方向操作（圖 12 b）。

③邊確認韌帶伸展與滑動情況邊操作關節。

ⓑ 跟骰足底韌帶

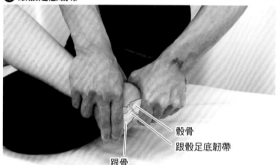
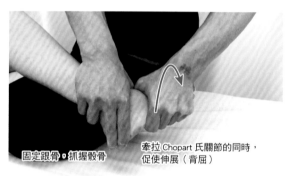

骰骨
跟骰足底韌帶
跟骨

固定跟骨，抓握骰骨　　牽拉 Chopart 氏關節的同時，促使伸展（背屈）

圖 12 ● 跟骰足底韌帶缺乏伸展性的評估與治療

3) 跗蹠背側韌帶

跗蹠背側韌帶從背面連接骰骨與第五蹠骨。

1 評估

①一手固定骰骨，一手抓握第五蹠骨。

②讓第五 Lisfranc 氏關節屈曲（蹠屈），並以觸診方式確認韌帶緊繃狀態（圖 13 a）。

▷確認是否伴隨韌帶緊繃而產生**伸展痛**和**對側組織短縮痛**。

2 治療

①一手固定骰骨，一手抓握第五蹠骨並觸診韌帶。

②牽拉第五 Lisfranc 氏關節並往屈曲（蹠屈）方向操作（圖 13 a）。

③邊確認韌帶伸展與滑動情況邊操作關節。

4）跗蹠足底韌帶

跗蹠足底韌帶從底面連接骰骨與第五蹠骨。

■1 評估

①一手固定骰骨，一手抓握第五蹠骨。

②讓第五Lisfranc氏關節伸展（背屈），並以觸診方式確認韌帶緊繃狀態（**圖13b**）。

▶ 確認是否伴隨韌帶緊繃而產生**伸展痛**和**對側組織短縮痛**。

■2 治療

①一手固定骰骨，一手抓握第五蹠骨並觸診韌帶。

②牽拉第五Lisfranc氏關節並往伸展（背屈）方向操作（**圖13b**）。

③邊確認韌帶伸展與滑動情況邊操作關節。

ⓐ 跗蹠背側韌帶

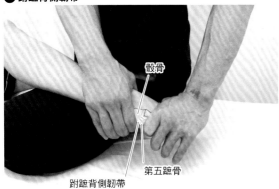
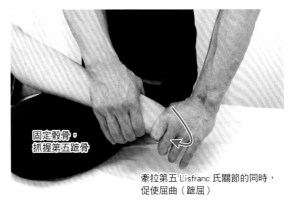

ⓑ 跗蹠足底韌帶

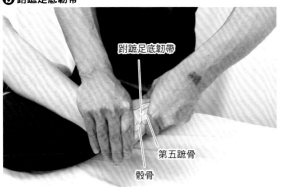
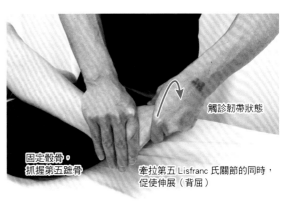

圖13 ● 跗蹠背側韌帶・跗蹠足底韌帶缺乏伸展性的評估與治療

■ 第3章參考文獻

- 「運動療法のための機能解剖学的触診技術 下肢・体幹 改訂第2版」（林 典雄／著，青木隆明／監），メジカルビュー社，2012

- 「運動療法のための運動器超音波機能解剖 拘縮治療とその接点」（林 典雄／著，杉本勝正／監），文光堂，2015

- 「入谷式足底板」（入谷 誠／著），運動と医学の出版社，2011

- 「分冊 解剖学アトラスI 第6版」（Platzer W／著，平田幸男／訳），文光堂，2011

- 「プロメテウス解剖学アトラス 解剖学総論／運動器系」（Schünke M／著，坂井建雄・松村讓兒／訳），医学書院，2017

- 「DVDで動きがわかる モーション解剖アトラス 下肢・骨盤」（青木光広・鈴木大輔／編，山下俊彦／監），メジカルビュー社，2009

- 「ネッター解剖学アトラス 原書第6版」（Netter FR／著，相磯貞和／訳），南江堂，2016

- 「骨折の機能解剖学的運動療法 総論・上肢」（松本正知／著，青木隆明・林 典雄／監），中外医学社，2015

- 「骨折の機能解剖学的運動療法 体幹・下肢」（松本正知／著，青木隆明・林 典雄／監），中外医学社，2015

- 「肩関節拘縮の評価と運動療法」（赤羽根良和／著，林 典雄／監），運動と医学の出版社，2013

第4章
病例討論

Case 1

小腿骨遠端骨折
距小腿關節周圍的評估與運動治療

1 病例基本資料

【處方箋】

- 診斷病名：右側遠端脛骨天花板骨折（右Pilon骨折）
- 年齡：約40歲
- 性別：男性
- 職業：建築業
- **主治醫師指示**：骨骼癒合情況良好，但行走時有強烈疼痛、踝關節背屈活動範圍受限等現象。建議進行物理治療以利回歸職場。

【現在病史】

- 約10個月前自4公尺高處墜落，診斷為右側遠端脛骨天花板骨折Rüedi Allgower分類III型（請參照附錄3）。受傷後立即針對脛骨進行克氏鋼針（K-wire）髓內釘固定。1週後進行關節內開放性復位術，並且施以關節面修復與骨外固定治療。
- 受傷3個月後於他院開始進行物理治療，受傷4個月後由本院接手。

【過去病史】

- 無

【影像資料（圖1）】

- 從X光影像可以看出是粉碎性骨折，Rüedi Allgower分類III型。脛骨下端關節面與距骨滑車間有均勻的圓弧狀裂縫，脛骨下端前緣部覆蓋住距骨滑車。
- 測量脛骨下端關節面的傾斜角度，脛骨前側關節面角為88度，脛骨側位關節面角為80度，均在正常範圍內。

ⓐ 脛骨前側關節面角

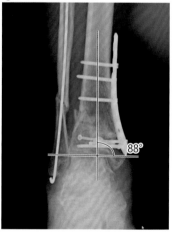

ⓑ 脛骨側位關節面角

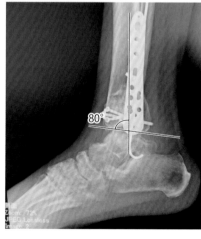

圖1 ● X光影像

a）脛骨前側關節面角：88度（正常：88〜90度）

b）脛骨側位關節面角：80度（正常：80〜91度）

◆ 重點

- 遠端脛骨天花板骨折（Pilon骨折）常發生於從高處墜落或交通事故等高能量撞擊的創傷中，可能也會伴隨開放性骨折。
- 遠端脛骨天花板骨折屬於關節內骨折，不僅難以進行解剖學復位術，也多半無法順利改善活動範圍。其中背屈受限問題尤其明顯[1]。
- 侵入性手術造成皮膚、肌肉、踝關節周圍的距骨前脂肪墊（以下稱PFP）、Kager's脂肪墊（以下稱KFP）等明顯失去柔軟性，進一步誘發疼痛症狀。

◆ 思考方向

- 高能量撞擊創傷所造成的粉碎性骨折與侵入性手術，可能會導致踝關節活動範圍受到限制。
  - ▷ 必須鎖定造成活動範圍受限的原因。

2 檢查與評估（受傷後4個月）

1 疼痛評估

- **行走時疼痛**
  - ▷ 後方：確認行走時不會疼痛，但主訴阿基里斯腱周圍與內踝後側有緊繃感。
  - ▷ 前方：確認站立中期～站立末期有前方內側部位疼痛現象。單腳站立時疼痛再次出現。
- **壓痛現象**
  - ▷ 後方：確認腓腸肌、比目魚肌、屈拇長肌有壓痛現象。另外，以指腹捏掐屈拇長肌前方時，出現壓痛現象。
  - ▷ 前方：確認距骨頸前方部位有壓痛現象。

2 皮膚・皮下滑囊功能評估（圖2）

- 確認自前方內側、內踝後方、外踝、內踝處有大約5～10cm的手術傷口。
- 評估內踝皮下滑囊的滑動性（請參照第3章-3-2），滑動量受到限制。

3 脂肪墊功能評估

- **KFP（後方評估）**：以指腹抓握屈拇長肌前方，施以踝關節背屈且拇趾伸展時，FHL的柔軟性變差。
- **PFP（前方評估）**：觸診距骨頸部位並施以踝關節背屈時，確認PFP柔軟性變差。在踝關節中間位置・蹠屈位置，同部位也有柔軟性變差的現象。另外，觸診同部位並讓踝關節進行主動背屈運動時，發現伸肌支持帶、PFP向上浮起，健側與患側之間有差異。

4 肌肉短縮測試

- **後方評估**：確認腓腸肌、比目魚肌、屈拇長肌有短縮現象。
- **前方評估**：沒有肌肉短縮現象。

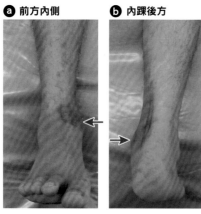

ⓐ 前方內側　**ⓑ 內踝後方**

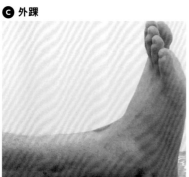　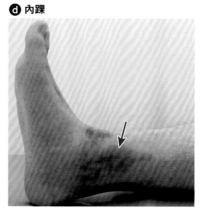

ⓒ 外踝　**ⓓ 內踝**

圖2 ● 手術傷口部位
內踝有大約5～10cm的手術傷口。

5 關節活動範圍（右/左）

- **踝關節背屈（膝關節伸展位置）：** $0°/15°$
- **踝關節背屈（膝關節屈曲位置）：** $0°/20°$
- **踝關節外翻：** $10°/20°$

6 肌力（MMT，右/左）

- **脛前肌：** $3/5$

7 步態觀察

- **站立中期～站立末期：** 相對於健側沒有小腿前傾受限的情況，患側小腿不僅前傾受到限制，還有足部外展的代償性現象。

◆ 重點

- 這個病例的患者主訴行走時踝關節前方部位有疼痛現象。為了釐清問題所在，必須分別找出後方致痛原因和前方致痛原因。
- 另一方面，患部與手術傷口穩定之前都必須安靜休養，因此踝關節周圍組織的伸展性與滑動性皆受到影響，尤其踝關節背屈活動範圍受限的情況更是明顯。

◆ 思考方向

- 根據各項評估，這個病例的背屈受限問題可能是腓腸肌・比目魚肌・屈拇長肌短縮、內踝皮下滑囊的滑動障礙、FHL區域脂肪墊柔軟性變差所導致。
- 其次，前方部位疼痛則可能是PFP柔軟性變差、脛前肌肌力衰退所引起。
  - ▶ PFP位於距小腿關節前方部位，附著於踝關節背屈肌群和前方關節囊。
  - ▶ 研判脛前肌肌力衰退的緣故，導致踝關節背屈時PFP無法順利移動，而且踝關節運動時連帶擠壓PFP，進而引起前方部位疼痛[2]。

3 實際進行介入治療

◆ 治療方針

- 進行以改善踝關節背屈活動範圍為中心的物理治療。
  - ▶ 針對腓腸肌・比目魚肌・屈拇長肌的短縮問題施以伸展運動（請參照第3章-3-3），藉由徒手治療促使皮膚滑動以改善皮膚滑動障礙（請參照第3章-3-2）。
- 至於前方部位疼痛，針對PFP柔軟性變差和功能性變形受到限制的問題，進行脛前肌強化運動與直接牽張法。主要目的是防止距骨與脛骨間的PFP遭到夾擠。

◆ 治療過程

- 由於是外傷性骨折，所以初次治療～第4週的這段期間，以5～6次／週的頻率進行介入治療。之後配合症狀逐漸減少次數，平均3～4次／週的頻率。

[初次治療]

- 針對踝關節背屈受限問題，以腓腸肌、比目魚肌、屈拇長肌為對象施以放鬆和伸展運動。
  - ▶ 放鬆運動是反覆施以輕度牽拉刺激和肌肉收縮，直到壓痛現象減輕。
  - ▶ 伸展運動是在不會產生伸展痛的範圍內施加牽拉刺激後，進行MMT 3程度的等長收縮運動，直到肌肉僵硬現象緩解。
  - ▶ 使用斜板輔助，在不會引起疼痛的範圍內背屈至最大角度（0～5度），以利肌肉能夠持續伸展。使用斜板時，先從5分鐘開始，之後再階段性延長至10分鐘。

[治療第4週]

- 踝關節背屈活動範圍（膝關節伸展位置）擴大至5度，但依舊殘留背屈受限和踝關節前方部位疼痛等現象。
  - ▶ 由於殘留KFP柔軟性變差現象，針對FHL區域施以直接伸展操作。直接伸展操作是指透過抓握脂肪墊並往內側、外側變形以獲得柔軟性。
  - ▶ 確認有皮膚滑動障礙現象，徒手施以皮膚滑動操作。抓握皮膚，使其往長軸方向和短軸方向滑動，反覆操作至緊繃感減輕（圖3）。

ⓐ 長軸操作

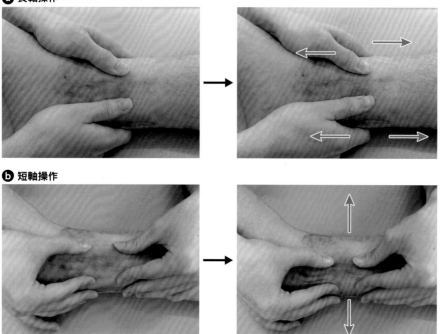

ⓑ 短軸操作

圖3 ● 針對內下方皮下滑囊的滑動障礙進行長軸・短軸滑動操作

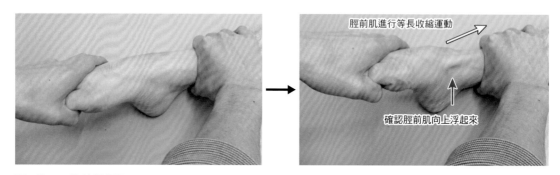

脛前肌進行等長收縮運動

確認脛前肌向上浮起來

圖4 ● PFP的拉提操作

［治療第10週］

- 踝關節背屈活動範圍擴大至8度，但依舊殘留踝關節前方部位疼痛現象。針對前方部位追加治療。
- 針對PFP施以直接伸展操作，透過脛前肌拉提PFP以增強脛前肌肌力。
  - ▷ 直接伸展操作是指抓握PFP並往內側、外側變形直到獲得柔軟性。
  - ▷ 透過MMT 3～4程度的等長收縮來操作PFP拉提和脛前肌肌力增強運動（圖4）。
  - ▷ 等長收縮運動10次為1個回合，每1回合之間稍微休息一下，共進行3回合。

［治療第15週］

- 踝關節背屈活動範圍10度，脛前肌肌力改善至MMT 4。
- 踝關節前方部位疼痛減輕，成功回歸職場，物理治療到此告一段落。

4 結論

　　Pilon骨折中Rüedi Allgower分類II～III型多半適合手術治療。尤其分類III型，因容易發生開放性骨折、伴隨高度軟組織缺損、需要多次手術治療，發生皮膚・軟組織的伸展性、滑動性障礙是無可避免，而如同本病例，出現行走時疼痛的個案也不在少數。在本病例中，將誘發疼痛與限制關節活動範圍的原因區分為後方、前方並個別彙整，有助於明確鎖定治療部位且獲得良好治療成效。

引用文獻

1）「骨折の機能解剖学的運動療法 その基礎から臨床まで 体幹・下肢」（松本正知/著，青木隆明，林 典雄/監），中外医学社，2015

2）村野 勇：足関節前方部痛の疼痛の解釈．整形外科リハビリテーション学会学会誌，18：13-18，2016

第4章 病例討論

Case 2　跟骨骨折
距下關節的評估與運動治療

1　病例基本資料

病例

【處方箋】

- **診斷病名**：右側跟骨骨折
- **年齡**：約80多歲
- **性別**：男性
- **主治醫師指示**：骨骼癒合良好，建議透過物理治療努力恢復足部功能。

【現在病史】

- 踩上1m20cm高的小梯子修剪庭院花木時，因失去平衡而不慎向後跌落，足跟嚴重撞擊地面。至本院就診，診斷為右側跟骨骨折，施以石膏固定治療。6週後，確認骨骼癒合並拆除石膏，開始進行物理治療。

【過去病史】

- 無

【影像資料（圖1）】

- **骨折分類**（Essex-Lopresti分類，請參照附錄7）：舌形骨折（圖1a）
- **Böhler角**：7度（圖1b，正常值：20～40度）
- **Preis角**：15°（圖1c，正常 ：15～17°）

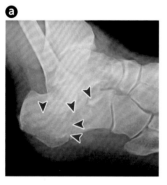 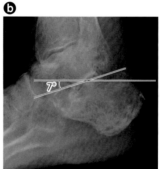 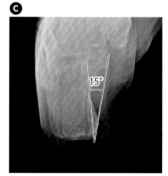

圖1 ● X光影像

◆ 重點

- 從 X 光影像中確認跗骨竇和外踝一帶有骨折線。
- 腦中要先有緊鄰骨折線的軟組織可能出現疼痛或關節活動受限的念頭，並且實際進行評估。

◆ 思考方向

- 評估疼痛、水腫、活動範圍受限、肌力衰退的程度。
  - ▶ 評估疼痛發生的條件與疼痛再復發，同時也鎖定發生疼痛的組織，以及誘發疼痛的機械應力。

2 檢查與評估（受傷後6週）

1 視診與觸診

- 確認小腿遠端1/2處～腳趾有腫脹和發熱現象。
- 足弓結構整體下沉，呈扁平足和擴散足。
- leg-heel angle：右腳8度，左腳3度。患側後足區的骨排列與健側相比，略呈旋後姿勢。

2 水腫評估

- 使用深澤評估表（**表1**）[1]進行評估。
  - ▶ 水腫等級：右8點／9點（脛骨前側2點，足踝3點，足背3點）。

3 疼痛評估

- **安靜時疼痛**：無
- **運動時疼痛**：行走時出現疼痛症狀。著地初期～承重反應期產生numerical rating scale（數字計算型量表，簡稱NRS）5的跗骨竇部位疼痛，站立末期～擺動初期產生NRS 7的外踝後下方部位疼痛。
- **壓痛現象**：確認距跟骨間韌帶、腓短肌肌腱有壓痛現象。
- **伸展痛**：拉伸距跟骨間韌帶時引起跗骨竇部位疼痛。
- **收縮痛**：腓短肌收縮時引起外踝後下方部位疼痛。
- **非承重姿勢下的評估**：踝關節外翻時引起外踝後下方部位疼痛，內翻時引起跗骨竇部位疼痛。
- **承重姿勢下的評估**：後足區旋後時引起跗骨竇部位疼痛，但旋前時則不會誘發疼痛。

表1 ● 深澤評估表

grade	評估基準
0	無凹痕
1	按壓解除後，僅留下非常輕度的凹痕，容易遭到忽視
2	開始按壓時不明顯，隨著持續按壓而變清晰，解除按壓後留下凹痕
3	開始按壓時的視診與觸診都清楚可見水腫現象，解除按壓後留下重度凹痕

患者採取坐姿，區分脛骨前側（高度為1/3處的中間）、足踝（內踝周圍）、足背（第四趾基部一帶）3個部位進行評估。合計3個部位的凹痕點數，即為水腫等級。
基於文獻1彙整而成。

4 關節活動範圍（右/左）

- **背屈（膝關節屈曲位置）**：10度/15度
- **背屈（膝關節伸展位置）**：10度/15度
- **蹠屈**：25度/45度
- **外翻**：0度/20度
- **內翻**：20度（外踝後下方部位疼痛）/30度
- **內收**：10度/20度
- **外展**：10度/10度

5 肌力（MMT，右/左）

- **脛前肌**：3/5
- **腓腸肌**：2/4
- **腓短肌**：3（外踝後下方部位疼痛）/5
- **腓長肌**：3/5
- **脛後肌**：3/5
- **屈拇長肌**：2/5
- **拇趾外展肌**：2/5
- **屈趾短肌**：2/5

6 步態觀察

- **著地初期～承重反應期**：患側後足區有過度旋後的現象，站立中期有後足區旋前與內側縱弓下沉的現象。
- **站立末期～擺盪初期**：足部外展，擺盪初期有後腳跟內旋步態。

7 感覺檢查

- 無異常。

8 深層肌腱反射

- 無異常。

9 ADL（日常生活活動功能）

- **屋外行走**：在單側腋下枴杖輔助下可以自行走動。
- **獨立行走**：因跗骨竇部位疼痛、外踝後下方部位疼痛，只能連續獨立行走10m左右。

◆ 重點

- 本病例中沒有發現神經性徵兆。
- 確認右側足部有水腫現象。
  - ▶根據報告結果，若放任水腫不處理，容易引起**患部組織纖維化**或**皮膚角質化**，進而產生關節活動範圍受限的情況[2]。
- 行走中的著地初期～承重反應期，後足區過度旋後時引起跗骨竇部位疼痛；站立末期～擺動初期，足部外展時引起外踝後下方部位疼痛。
  - ▶足部內翻時產生跗骨竇部位疼痛，未見伴隨肌肉收縮時的疼痛。
  - ▶足部外翻時產生外踝後下方部位疼痛，未見伴隨肌肉收縮時的疼痛。

◆ 思考方向

- 長時間水腫的原因可能是受傷引起的**發炎演變成慢性**，或者石膏固定造成**肌肉幫浦作用變差**。
- 跗骨竇部位疼痛的原因出在距跟骨間韌帶，後足區的旋後應力則會引起伸展痛。除此之外，由於骨折線緊鄰跗骨竇，距跟骨間韌帶上形成疤痕組織時容易造成距跟骨間韌帶的柔軟性變差。
- 外踝後下方部位疼痛的原因出在腓短肌肌腱時，足部外展運動容易引起收縮痛。
- 行走時，屈拇長肌和拇趾外展肌的肌力衰退容易助長內側縱弓下沉，進而造成足部於站立末期～擺盪初期呈外展姿勢。

3 實際進行介入治療

◆ 治療方針

- 首要之務是防止關節活動範圍進一步受到限制，並且改善水腫現象。
- 確認水腫現象緩和後，施以肌肉放鬆與伸展、韌帶伸展、關節鬆動等操作，以利擴大踝關節活動範圍。
- 針對產生疼痛的軟組織，施以改善柔軟性與伸展性的運動治療，以利減輕疼痛。
- 針對屈拇長肌與拇趾外展肌肌力衰退問題，指導患者進行居家自主運動，以利增強肌力。

◆ 治療過程

- 考量本病例患者能前來醫院接受治療的次數，施以一週4次的運動治療。

[初次治療]

- 自第一～五趾MTP關節至小腿中央部位包紮彈性繃帶（圖2a），既可改善水腫現象，亦可進行外在肌群與內在肌群的收縮訓練，有助於增加關節活動範圍與肌力（圖2b，c）。運動時間約20分鐘。
- 針對跗骨竇部位疼痛，反覆實施距跟骨間韌帶的伸展運動，直到疼痛減緩且關節活動範圍擴大。
- 針對外踝後下方部位疼痛，反覆實施腓短肌的放鬆與伸展運動，直到壓痛現象・收縮痛・肌肉緊繃減輕。
- 指導患者針對屈拇長肌和拇趾外展肌進行居家自主運動（圖3a，b）。

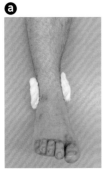
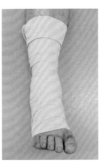
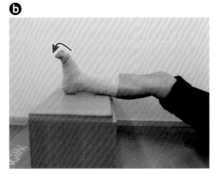

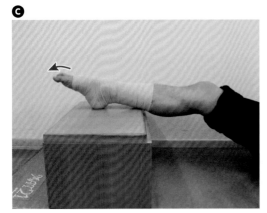

圖2 ● 改善水腫現象的方法

ａ）小心將棉線塞入蹠骨竇、內踝、外踝的凹凸隙縫中。
ｂ）透過肌肉幫浦作用改善水腫，並且改善外在肌群的功能。
ｃ）透過肌肉幫浦作用改善水腫，並且改善內在肌群的功能。

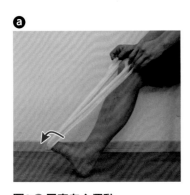
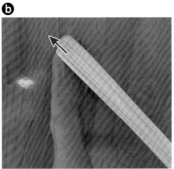
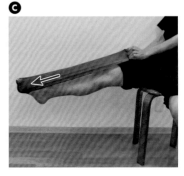

圖3 ● 居家自主運動

ａ）進行屈拇長肌、第一趾DIP關節的最大屈曲運動，20次 × 5回合。
ｂ）進行拇趾外展肌、第一趾MTP關節最大屈曲・外展運動，20次 × 5回合。
ｃ）進行腓腸肌、踝關節最大蹠屈運動，20次 × 5回合。

［第2週］

● 水腫等級為6點／9點（脛骨前側2點，足踝2點，足背2點）。

● 蹠骨竇部位疼痛NRS 4，外踝後下方部位疼痛NRS 5。

● 關節活動範圍為蹠屈30度，外翻5度，內翻25度（蹠骨竇部位疼痛）。

● MMT為脛前肌4，屈拇長肌3，拇趾外展肌3，屈趾短肌3。

● 持續實施與〔初次治療〕一樣的運動治療與居家自主運動。

● 依舊有疼痛現象，但能夠在自家附近獨立行走。

[第4週]

- 水腫等級為5點／9點（脛骨前側1點，足踝2點，足背2點）。

- 跗骨竇部位疼痛NRS 2／10，外踝後下方部位疼痛NRS 3／10。

- 關節活動範圍為背屈15度，蹠屈35度，外翻5度，內翻30度（跗骨竇部位疼痛），內收15度，外展10度。因外翻受限情況格外顯著，針對關節活動範圍受限的原因再次進行評估，觸診三角韌帶脛跟部的緊繃，確認在活動最終範圍有伸展痛現象。

  ▶ 基於這些評估，開始進行三角韌帶脛跟部的伸展運動治療。操作至伸展痛減輕且關節活動範圍擴大。

- MMT為腓腸肌3，腓短肌4（外踝後下方部位疼痛），腓長肌4，脛後肌4，屈拇長肌4，拇趾外展肌4，屈趾短肌4，相比於〔初次治療〕，足弓結構明顯向上提起。

  ▶ 由於腓腸肌肌力仍舊低下，為了增強肌力，指導患者在家進行居家自主運動（圖**3c**）。

- 行走時疼痛現象好轉，但大約300 m後疼痛逐漸增強，戶外活動仍舊受到限制。

[第8週]

- 水腫等級為2點／9點（脛骨前側0點，足踝1點，足背1點）。

- 跗骨竇部位疼痛和外踝後下方部位疼痛NRS皆為0。

- 關節活動範圍為背屈15度，蹠屈40度，外翻15度，內翻30度，內收15度，外展10度。

- MMT為脛前肌5，腓腸肌4，腓短肌5，腓長肌5，脛後肌5，屈拇長肌5，拇趾外展肌5，屈趾短肌5。

- 距跟骨間韌帶、腓短肌肌腱的壓痛現象呈陰性。

- 能夠行走1 km以上，物理治療到此結束。

4 結論

　　跟骨骨折占所有骨折的2%左右，是跗骨骨折中發生機率最高。大約70～75%為累及距下關節的關節內骨折[3]。骨折後多半因為距下關節的旋後攣縮而殘留頑固的跟骨外側部位慢性疼痛。為了取得良好的治療成效，發現疼痛現象後，務必鎖定產生疼痛的組織，並且消除疼痛相關的機械應力。

📖 引用文獻

1）深沢雷太，他：CGAスクリーニングテストでみられた外来通院患者の下肢浮腫とその関連因子．日本老年医学会雑誌，50：384-391，2013

2）小野部　純：浮腫の基礎．理学療法の歩み，21：32-40，2010

3）萩野哲男，他：踵骨骨．Monthly Book Orthopaedics，28：217-233，2015

Case 3 後側表淺腔室與肌肉撕裂
縫合術後的評估與運動治療

1 病例基本資料

【處方箋】

- **診斷病名**：右側腓腸肌撕裂、腓腸神經斷裂
- **年齡**：約60多歲
- **性別**：女性
- **主治醫師指示**：外傷造成踝關節背屈活動受限。建議透過物理治療與自主伸展運動進行治療。

【現在病史】

- 被割草機的刀片割傷右側小腿，緊急送往醫院處置，醫師診斷為右側腓腸肌撕裂、腓腸神經斷裂。當天進行皮膚、神經、筋膜縫合手術。
- 術後3週來本院接受復健治療。開始進行物理治療。
- 受傷部位為腓腸肌外側頭的肌腱移行部，垂直於小腿長軸（圖1）。

【過去病史】

- 1年前曾經發生右側第五蹠骨骨折，接受非侵入性的保守治療。

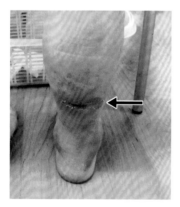

圖1 ● 創受傷部位
受傷部位為腓腸肌外側頭的肌腱移行部。

◆ 重點

- 在本病例中，外傷也同時造成皮膚・筋膜受損。
- 肌肉損傷情況，大約3個星期會恢復正常型態[1]，但修復過程若有所延遲，過度的拉伸應力可能會造成傷口部位裂開，這點務必特別留意。

◆ 思考方向

- 外傷使組織間產生沾黏，進而造成滑動障礙，這可能是踝關節背屈活動受限的原因之一。
  - ▶ 必須鎖定造成踝關節背屈活動受限的組織。

2 檢查與評估（受傷後3週）

1 疼痛評估

- 安靜時、動作時都沒有疼痛現象，但傷口周圍有NRS 3的壓痛現象。

2 表皮感覺・神經症狀

- 患者主訴患側腓腸神經支配的小腿後側遠端外側部位、足跟外側部位、足背外側部位有放射性疼痛（圖2）。
- 表皮感覺方面，在腓腸神經支配領域6/10（右／左）有感覺遲鈍現象，針對腓腸神經進行敲擊測試（Tinel sign），結果呈陽性。

3 承重狀態下的骨排列

- 以輪椅代步，行走困難。雖然可以站立，但呈膝關節屈曲、踝關節蹠屈、前足區承重姿勢。

4 肌肉短縮測試

- 確認患側的腓腸肌・比目魚肌有短縮現象，尤其腓腸肌較為明顯。

5 皮膚功能評估

- 傷口周圍僵硬，缺乏滑動性。
- 藉由被動運動使踝關節背屈，將受傷部位往遠端方向滑動時，阻力增加。
- 使踝關節蹠屈，將受傷部位往近端方向滑動時，同樣阻力增加。

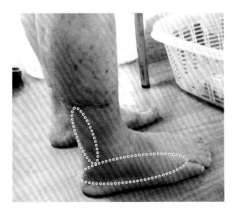

圖2 ● 主訴有放射性疼痛的部位
與腓腸神經支配的部位一致。

6 肌肉功能評估

- 傷口周圍的組織僵硬，從兩側壓迫患側的腓腸肌與比目魚肌之間時，柔軟性明顯比健側差。
- 在壓迫同部位狀態下讓踝關節背屈，肌肉往遠端方向滑動時阻力增加；讓踝關節蹠屈，肌肉往近端方向滑動時阻力增加，確認肌肉有沾黏現象。

7 關節活動範圍

- 請參照表1

8 筋力（MMT）

- 請參照表2

表1● 踝關節活動範圍

踝關節	患側（右）	健側（右）
背屈（膝伸展）	-15°	10°
背屈（膝屈曲）	-5°	15°
蹠屈（被動運動）	45°	50°
蹠屈（主動運動）	30°	45°

表2● 小腿肌力

踝關節	患側（右）	健側（左）
脛前肌	4	5
小腿三頭肌	3	5
伸拇長肌	3	4
伸趾長肌	3	4
屈拇長肌	3	4
屈趾長肌	4	5

◆ 重點

- 本病例的特徵是外傷和手術侵入的影響下，皮膚和筋膜產生滑動障礙。
- 需要透過物理治療以改善組織間的滑動性。
- 若沒有改善皮膚滑動性，位於深層的組織也難以順暢滑動。
  - ▶改善皮膚滑動性後，再階段性地擬定治療策略以改善位於深層的皮下組織滑動性。

◆ 思考方向

- 開始進行物理治療是大約術後3個星期，在沾黏的影響下，關節活動範圍受到限制。
  - ▶本病例有明顯的踝關節背屈活動範圍受限的現象，腓腸肌和比目魚肌短縮、腓腸肌與比目魚肌之間的沾黏、皮膚周圍的沾黏都是造成活動範圍受限的原因。
  - ▶為了擴大踝關節背屈活動範圍，必須依組織表面至深層的順序進行治療。
- 感覺遲鈍部位與腓腸神經支配領域一致，這可能是受傷時連帶造成神經受損所致。

3 實際進行介入治療

◆ 治療方針

- 行走時因踝關節背屈受限，致使足跟著地困難。另外，也因為對行走心生畏懼而遲遲無法積極練習。
- 為了獲得行走能力，進行物理治療以擴大踝關節背屈活動範圍。
  - ▶ 在傷口周圍癒合之前，務必多加留意過度拉伸會導致傷口裂開，小心謹慎地進行MMT 3程度的等長收縮運動和伸展運動。
  - ▶ 以膝蓋伸展位置下，踝關節背屈活動範圍達10度[2]為目標。

◆ 治療過程

- 考量患者本身希望盡量多做一些物理治療，所以1週進行5次。

[初次治療（術後第3週）]

- 以剝離皮膚沾黏和促進滑動性為目標，讓皮膚上下左右滑動的同時，也要小心不要讓傷口裂開。
- 針對腓腸肌‧比目魚肌短縮問題，先從放鬆開始，然後再循序進行伸展。
- 針對組織間的沾黏，同時實施伸展運動和MMT 3程度的等長收縮運動。
  - ▶ 等長收縮運動10次為1個回合，共進行5個回合，每個回合之間稍作休息。
- 針對踝關節蹠屈肌群短縮問題，指導患者進行自主伸展運動。
- 為了早日恢復行走能力，開始練習使用腋下枴杖走路。

[治療第3週（術後第5週）]

- 在膝關節伸展位置下，踝關節背屈活動範圍擴大至5度，能夠使用單支腋下枴杖行走。
- 傷口周圍的皮膚癒合，受傷部位的壓痛現象緩解。
- 在腓腸肌上施加持續牽拉力量，使用斜板以擴大踝關節背屈活動範圍。
  - ▶ 為避免傷口部位裂開，使用貼紮治療（圖3）。
  - ▶ 貼紮時先於傷口部位的上下方黏貼錨點，然後將貼布沿小腿長軸方向黏貼，避免傷口裂開。
  - ▶ 配合拉伸感覺調整斜板，斜度約7度。使用時間為10～15分鐘。

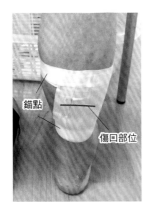

錨點
傷口部位

圖3● 受傷部位的貼紮治療
先在傷口部位的上下方貼錨點，接著將貼布黏貼於小腿長軸上。

ⓐ 整體觀

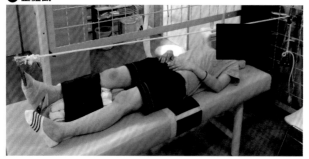

ⓑ 足部

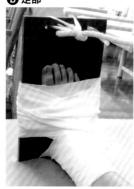

ⓒ 滑輪與沙袋

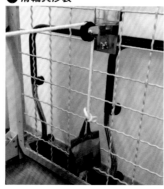

圖4 ● 使用滑輪與沙袋進行運動治療（依病例狀況使用不同模式）
重覆進行踝關節蹠屈‧背屈運動。從1kg沙袋開始，逐次增加0.5kg。

［治療第5週（術後第7週）］

● 確認踝關節主動‧被動背屈運動範圍沒有差異，透過滑輪和沙袋階段性增加腓腸肌的運動量（圖4）。

　▶使用滑輪和沙袋的運動時間為10～15分鐘。

● 能夠使用T字型柺杖移動，並且重新回到工作崗位。配合患者的需求，將運動治療改為1週3次。

［治療第7週（術後第9週）］

● 在膝關節伸展位置下，踝關節背屈活動範圍擴大至10度，能夠獨立行走與開車。

● 改善至脛前肌5，小腿三頭肌5，伸拇長肌4，伸趾長肌4，屈拇長肌4，屈趾長肌5。

● 健患側互相比較，感覺遲鈍現象減輕至8／10（右／左），腓腸神經支配領域的敲擊測試結果也有所改善。

需要手術治療的外傷通常會有踝關節活動範圍受限的情況，因皮膚・筋膜直接受損和術後侵入性傷害造成組織損傷所致。治療過程中最重要的是基於解剖學知識進行各組織的評估，並且鎖定造成活動受限的組織。本病例在進行運動治療的過程中，隨時考量評估結果和組織修復階段，所以獲得還算不錯的治療成效。

■ 引用文獻

1）「骨折の機能解剖学的運動療法 その基礎から臨床まで 体幹・下肢」（松本正知／著，青木隆明・林　典雄／監），中外医学社，2015

2）「ペリー 歩行分析 原著第2版」（Perry J，他／著，武田　功，他／監訳），医歯薬出版，2012

Case 4

足跟疼痛
Sever病（跟骨骨骺炎）的評估與運動治療

1　病例基本資料

【處方箋】

- **診斷病名**：Sever病
- **年齡**：9歲
- **性別**：男
- **主治醫師指示**：兩側皆有強烈的踝關節背屈活動受限現象，可能是因為阿基里斯腱‧足底筋膜的牽張力增加所致。除了進行物理治療外，指導患者進行自主伸展運動。

【現在病史】

- 約1個月前，足球練習與比賽過後，開始出現兩腳足跟疼痛現象。
- 之後又因為在練習過程中過度使用，開始出現行走時疼痛現象，前來本院看診後開始接受物理治療。右側足跟疼痛現象較為顯著。

【過去病史】

- 無

【影像資料（圖1）】

- 從X光正面影像中可以看到右側M1M5角呈24度，右側足部第四、五趾有內翻現象。

ⓐ 正面影像（右側）

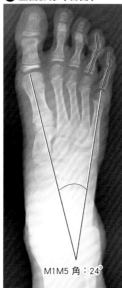

M1M5 角：24°

ⓑ 承重位置側面影像　橫倉法

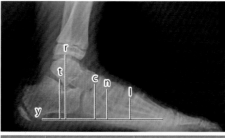

	承重位置	正規長軸 足穹隆係數※（男）
t 值	34.1	37.2
r 值	52.0	56.0
c 值	29.1	34.8
n 值	26.3	30.8
l 值	19.4	23.6

※t、r、c、n、l 各點座標與 y 的距離以%（百分比）表示。
t、r、c、n、l 值為各跗骨的關節中央點。

圖1 ● X光影像

從承重位置側面影像中可以看出左右側的跟骨骨骺部位沒有異常。根據量測內側縱弓的橫倉法結果，由於各數值皆低於基準值，確認有內側縱弓下沉的現象。足部型態略呈高弓足。

◆ 重點

- Sever病是一種好發於兒童期的骨骺炎，會有足跟後下方疼痛症狀，但通常都有不錯的預後[1]。
- 跟骨突後方有阿基里斯腱附著，下方有足底筋膜附著。
  - ▸另外也有屈趾短肌等足底肌肉附著，經常在這些肌肉・肌腱的牽張力作用下，也可能誘發Sever病。
- 從力學角度來看，跟骨骨骺核（請參照第1章-1）在跟骨癒合之前都很脆弱，除了壓迫等直接外力，阿基里斯腱和足底筋膜的牽張力也容易造成損傷[2]。

◆ 思考方向

- 必須針對Sever病、阿基里斯腱周圍的滑囊炎、阿基里斯腱附著部疼痛、足底筋膜炎等進行鑑別。

2 檢查與評估（物理治療初診時）

1 疼痛評估

- **安靜時疼痛**：無。
- **行走時疼痛**：確認左右側足跟內側有疼痛現象。
- **壓痛**：確認跟骨骨骺線（下稱骨骺線）有壓痛現象，右側特別明顯。阿基里斯腱部位沒有壓痛現象。
  - ▸另外，相比於左側，右側足跟脂肪墊有變硬的傾向，以足跟走路時，平常疼痛部位會再次出現疼痛現象。
- **伸展痛**：無。於足底筋膜施加牽張刺激時沒有出現疼痛現象，但右側拇趾列的緊繃感增強。

2 承重姿勢下的骨排列（圖2）

- **站立姿勢骨排列**：右側骨盆前傾、股骨內旋，小腿外旋而產生knee in傾向。
- **leg-heel angle**：右側2度，左側0度，相比於左側，右側有旋前傾向。
- **原地踏步動作**：右側承重時，腳趾自地面向上浮起以支撐跟骨旋前，而相對於此，左側承重時，腳趾貼地以支撐跟骨輕度旋前。

3 肌肉短縮測試

- 左右兩側的腓腸肌（尤其是內側頭）・比目魚肌・屈拇長肌短縮，右側較為明顯。

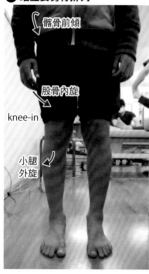

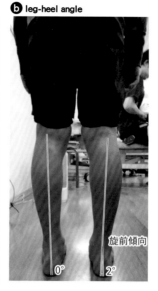

a 站立姿勢骨排列

髂骨前傾

股骨內旋

knee-in

小腿
外旋

b leg-heel angle

旋前傾向

0°　2°

圖2 ● 承重姿勢下的骨排列

4 關節活動範圍（右/左）

- **踝關節背屈（膝關節伸展位置）：**5度/10度
- **踝關節背屈（膝關節屈曲位置）：**10度/15度
- **踝關節內翻：**30度/30度
- **踝關節外翻：**25度/20度

5 肌力（MMT，右/左）

- **脛後肌：**4/5
- **屈拇長肌：**4/5
- **屈趾長肌：**4/5
- **拇趾外展肌：**3/4
- **小趾外展肌：**2/3
- **屈拇短肌：**3/4
- **屈趾短肌：**3/4

6 步態觀察

- **足跟著地：**右側在跟骨旋前姿勢下足跟著地，足跟脂肪墊向內側展開且偏移。左側在跟骨正中位置下足跟著地，足跟脂肪墊只是略微向內側展開。

◆ 重點

- 確認沒有阿基里斯腱與足底筋膜的壓痛與伸展痛現象，判定為Sever病。
- 本病例的特徵為除了Sever病，另外合併右側足跟脂肪墊疼痛。
- 足跟脂肪墊位於足底，像是將跟骨環繞起來般，主要功用為分散跟骨的承重負荷與吸收衝擊力。

- 疼痛性足跟脂肪墊因過度使用或錯誤使用，導致剪力、扭轉力等機械負荷施加於足跟脂肪墊上，促使足跟脂肪墊變硬‧變形而產生疼痛[3]。

◆ 思考方向

- 透過疼痛評估，確認右側足跟脂肪墊內側有變硬和壓痛現象，由於足部內在肌群的肌力下降等持續施加負荷於足跟脂肪墊，可能因此誘發疼痛症狀。
  - ▷ 關於骨排列的評估，從靜態‧動態骨排列推測可能有旋前不穩定現象。
  - ▷ 關於肌肉短縮測試，從MMT推測內在肌群肌力下降導致外在肌群過於活躍。

3 實際進行介入治療

◆ 治療方針

- 針對足跟疼痛問題，透過提升足弓功能以減輕施加於骨骺部位的牽張力。
  - ▷ 透過踝關節蹠屈肌群的伸展運動擴大背屈活動範圍，以及強化以內在肌群為中心的肌肉肌力。
- 針對足跟脂肪墊疼痛，利用貼紮將周圍的脂肪墊聚集至內側變硬的部位，幫助減輕施加於變硬部位的過度機械負荷。另外，擴大背屈活動範圍、提升足弓功能，讓患者能夠再次做到於跟骨旋後位置下足跟著地。

◆ 治療過程

- 患者需要於治療過程中持續參與足球練習，因此以1次／週的頻率進行物理治療。

［初次治療］

- 指導患者使用包覆足跟的貼紮（圖3）‧
- 針對踝關節蹠屈肌群施以伸展運動，並且指導患者進行自主伸展運動。
  - ▷ 透過伸展運動施加牽拉刺激後，進行MMT 3程度的等長收縮運動，直到伸展痛減輕。

［第2週］

- 貼紮不僅緩解行走時的疼痛，跑步時的疼痛也減輕不少。
- 足跟脂肪墊的壓痛現象減輕後，追加針對足跟脂肪墊變硬部位周圍的直接伸展運動。
  - ▷ 施以直接伸展運動直到脂肪墊變軟。
- 針對內在肌群施以強化肌力運動，藉此減輕承重時足跟承載的負荷（圖4）。
  - ▷ 強化肌力運動，10次為1個回合，共進行3〜5回合。

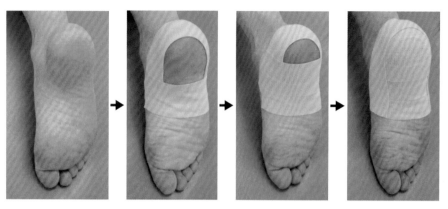

圖3 ● 足跟脂肪墊的貼紮方式

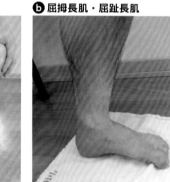

ⓐ 脛後肌　　ⓑ 屈拇長肌・屈趾長肌　　ⓒ 足部內在肌群

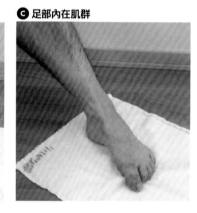

圖4 ● 針對足部外在肌群、內在肌群的強化肌力運動

a) 從主動運動開始，逐漸進展至以彈力帶增加負荷。
b) 在踝關節背屈位置下提升外在肌群的活動性。
c) 在踝關節蹠屈內翻位置下提升內在肌群的活動性。

[第4週]

- 在膝關節伸展位置下，踝關節背屈活動範圍擴大至右側10度，左側15度。
- 行走時疼痛和足跟脂肪墊壓痛現象消失，但足球比賽後仍留有足跟疼痛現象。
  ▶持續進行踝關節蹠屈肌群的伸展運動，積極擴大踝關節背屈活動範圍。
- 持續進行足跟脂肪墊變硬部位的直接伸展運動。
  ▶施以直接伸展運動直到比賽後的承重時疼痛現象消失。

[第6週]

- 在膝關節伸展位置下，踝關節背屈活動範圍擴大至右側20度，左側20度。
- 改善足跟脂肪墊的柔軟性，左右兩側之間不再有差異。比賽後的足跟疼痛現象完全緩解，物理治療到此結束。

　　只要骨骺線閉合，Sever病通常都有良好預後。臨床上遇到的病例中，比起Sever病單獨發病，多半會併發阿基里斯腱炎和足底筋膜炎。此外，也有像本病例一樣，合併足跟脂肪墊症候群。進行評估時，首重鑑別是Sever病或其他疾病，另外也絕對不能忽略合併症。先鎖定造成足跟疼痛的組織，以及仔細觀察動力鏈運動和動作後再進行病症解說，然後依據各病例狀況擬定物理治療策略。

■ 引用文獻

1）内田俊彦：小児の足の痛み.「下腿と足の痛み」（寺山和雄・片岡　治／監, 高倉義典／編）, pp179-183, 南江堂, 1996

2）藤原憲太：Sever病（踵骨骨端症：calcaneal apophysitis）. 小児科臨床, 66：2459-2463, 2013

3）山本昌樹：踵部痛の解釈：組織特性と運動特性による疼痛解釈. 整形外科リハビリテーション学会学会誌, 18：7-12, 2016

Case 5　中足區疼痛
足部底面和背面的評估與運動治療

1　病例基本資料

病例

【處方箋】

- **診斷病名**：右側脛後肌肌腱附著處發炎
- **年齡**：約10多歲
- **性別**：男性
- **主治醫師指示**：行走時出現強烈疼痛現象，請配合疼痛程度進行物理治療。並且指導貼紮方式與強化肌力運動。

【現在病史】

- 約2週前，練習棒球中發現行走時與跑步時都會出現舟狀骨結節部位疼痛現象。3天前開始惡化而前來本院就診。診斷為右側脛後肌肌腱附著處發炎後開始進行物理治療。

【過去病史】

- 無

【影像資料（圖1）】

- 從X光正面影像中發現M1M2角為8度，M1M5角為21度，皆屬於正常範圍內（圖1a）。副舟狀骨是舟狀骨的附生小骨，Veitch分類Type III（請參照附錄4）。
- 從橫倉法的X光承重位置側面影像中，可以看出各數值皆低於基準值，確認有內側縱弓下沉的現象（圖1b）。

❶ 正面影像（右側）

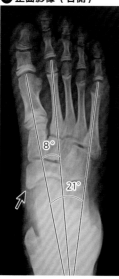

❷ 承重位置下側面影像（右側，橫倉法）

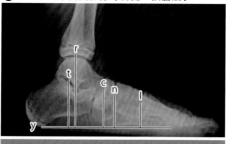

	承重位置	正規長軸 足穹窿係數*（男）
t 值	32.6	37.2
r 值	50.0	56.0
c 值	26.9	34.8
n 值	23.0	30.8
l 值	17.3	23.6

圖1 ● X線画像

◆ 重點

- 脛後肌（以下簡稱TP）肌腱附著部位發炎的主要症狀為舟狀骨結節疼痛、壓痛和運動時疼痛[1]。
- TP肌腱附著部位的構造與阿基里斯腱附著部位一樣，都是wrap around bony pulley（請參照第1章-3），因此TP的牽張力容易集中在這個部位。
- 這種疾病多半發生在從事大量運動的青春期，因副舟狀骨症候群而引起。
- 副舟狀骨症候群有2種病症[2]。
  - ▸ 病症①：因附著於舟狀骨的TP肌腱附著處損傷而引起疼痛症狀。
  - ▸ 病症②：因副舟狀骨與舟狀骨間的連結部位損傷而引起疼痛症狀。
  - ▸ 伴隨扁平足的病例與病症①有關，沒有伴隨扁平足的病例則與病症②有關。
- 另一方面，據說副舟狀骨與舟狀骨之間有纖維或纖維軟骨結合的Veitch分類Type II中，結合部位因產生牽張力與剪力而容易變成出現各種症狀的副舟狀骨症候群[3]。

◆ 思考方向

- 透過X光影像可以得知副舟狀骨和舟狀骨之間是骨性結合，而且內側縱弓下沉。
  - ▸ 從本病例的症狀來看，原因可能出在TP肌腱附著處損傷。
  - ▸ 基於這些現象，進行檢查與評估，釐清疼痛發生原因。

2 檢查與評估（物理治療初診時）

1 疼痛評估
- **行走時疼痛**：承重反應期～站立中期TP肌腱附著部位有NRS 8程度的疼痛。
- **收縮時疼痛**：確認TP肌腱附著部位有疼痛現象，離心收縮比向心收縮時強烈。
- **壓痛**：確認TP肌腱附著部位有疼痛現象，但副舟狀骨部位沒有。

2 承重姿勢下的骨排列（圖2）
- 相比於健側，患側的舟狀骨較為隆起突出、內側縱弓下沉且小腿有外轉傾向。
- LHA角方面，右側9度，左側5度，後足區旋前。

3 肌肉短縮測試
- 患側的腓腸肌（特別是內側頭）、屈拇長肌有短縮現象。

4 關節活動範圍（右/左）
- **踝關節背屈（膝關節伸展位置）**：5度/10度
- **踝關節背屈（膝關節屈曲位置）**：10度/15度
- **踝關節外翻**：30度/20度

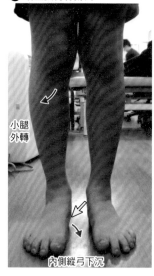
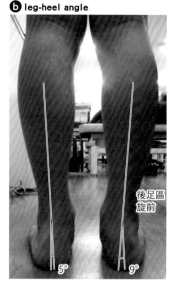

ⓐ 站立姿勢骨排列

小腿
外轉

內側縱弓下沉

ⓑ leg-heel angle

後足區
旋前

5°　9°

圖2● 承重姿勢下的骨排列

a）確認有舟狀骨隆起突出現象（⇨）。

5 筋力（MMT，右/左）

- **脛後肌**：3（收縮時疼痛）/5

6 步態觀察

- **足跟著地**：後足區旋前著地。
- **承重反應期～站立中期**：後足區過度旋前與內側縱弓下沉。
- **站立末期**：小腿前傾不足。前足區外展且旋後，第二趾主導推進。
- **擺盪初期**：確認有後腳跟內旋步態。

◆ 重點

- 透過步態觀察可以得知在站立期間，後足區經常呈旋前姿勢，內側縱弓也有下沉現象，因此脛後肌在站立期經常被迫離心收縮。
- 站立末期時小腿前傾不足且前足區外展 · 旋後。

◆ 思考方向

- 進行疼痛評估時，基於TP離心收縮時疼痛加劇，判斷TP附著部位的牽拉負荷可能是引起疼痛的原因。
- 透過關節活動範圍評估，判斷站立末期的小腿前傾不足可能是因為踝關節背屈活動範圍不足導致。
- 推測基於代償作用，前足區外展 · 旋前、第二趾主導推進，而且擺盪初期產生後腳跟內旋步態。

3 實際進行介入治療

◆ 治療方針

- 針對TP肌腱附著部位的牽張負荷，以直立後足區與維持內側縱弓為目的施以貼紮治療，讓局部TP安靜休養的同時，進行強化TP肌力運動。
  - ▶肌力強化運動從主動運動開始，配合肌腱恢復程度，逐漸增強負荷。
- 針對站立末期的小腿前傾不足問題，以擴大踝關節背屈活動範圍為目的，進行小腿三頭肌至阿基里斯腱的伸展運動以改善背屈活動範圍。

◆ 治療過程

- 為了持續參與棒球練習，以2次／週的頻率到院接受物理治療。

[初次治療]

- 以後足區直立與維持內側縱弓為目的施以貼紮治療（**圖3**），行走時的疼痛逐漸減輕至NRS 4。
  - ▶後足區的貼紮始於跟骨外側，固定於旋前位置使跟骨直立。
  - ▶內側縱弓的貼紮則始於跟骨外側前方，略帶張力地從下方將舟狀骨結節往上拉提。
  - ▶指導患者貼紮方式，讓患者在日常生活中也能自行貼紮以進行治療。

[第2週]

- TP收縮時的疼痛減輕後，開始進行TP肌肉收縮練習。從蹠屈・內收・內翻主動運動開始，配合肌腱恢復程度，逐漸增加肌力強化運動的負荷。
  - ▶最終使用彈力帶進行TP肌肉收縮運動，10次為1個回合，共進行3回合（**圖4a**）。
- 以擴大踝關節背屈活動為目的，除了將跟骨和前・中足區維持在正確位置（跟骨直立位置，前・中足區正中位置），也開始針對小腿三頭肌至阿基里斯腱進行伸展運動與背屈活動範圍練習（**圖4b**）。
- 進行伸展運動時，於施加牽拉刺激後進行MMT 3程度的等長收縮運動，反覆操作至伸展痛減輕為止。

[第4週]

- TP收縮時的疼痛緩解，肌力也改善至MMT 5。另一方面，TP肌腱附著處的壓痛現象消失。
- 在膝關節伸展位置下，踝關節背屈活動範圍擴大至15度。
- 仔細觀察步態，可於跟骨直立位置下足跟著地，站立末期也能充分做到小腿前傾。前足區外展和旋後現象減輕後，不僅能由拇趾與第二趾之間主導推進，後腳跟內旋步態也改善不少。
- 行走時疼痛現象完全緩解，結束日常生活中的貼紮治療，開始練習跑步。

[第5週]

- 跑步和回歸棒球場後都不再出現疼痛現象，物理治療到此結束。

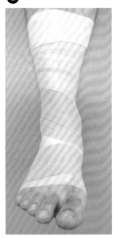 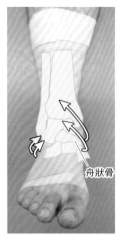

舟狀骨

舟狀骨

跟骨

圖3 ● 後足區直立和維持內側縱弓的貼紮

後足區的貼紮（⇨），以讓後足區直立起來的方式貼紮。
內側縱弓的貼紮（⇨），略帶張力地從下方將舟狀骨結節往上拉提後黏貼固定。

ⓐ 脛後肌的收縮練習
（主動運動→彈力帶負荷運動）

ⓑ 小腿三頭肌～阿基里斯腱的伸展運動與背屈活動範圍練習

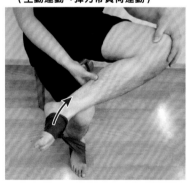 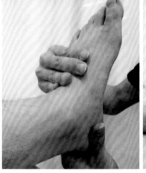 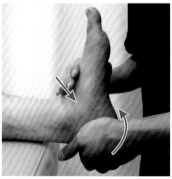

圖4 ● 運動治療

a）從TP主動收縮運動開始著手，配合肌腱恢復程度，逐漸增加肌力強化運動的負荷。
b）除了將跟骨和前．中足區維持在正確位置，開始針對小腿三頭肌至阿基里斯腱進行伸展運動與擴大背屈活動範圍運動。

4 結論

　　TP肌腱附著處發炎是由附著部位的牽張負荷引起疼痛所致，多半因運動等誘使發病。因此治療時首重矯正足部骨排列，確保小腿能夠充分前傾的踝關節背屈活動範圍，改善TP肌腱狀態並減輕施加於附著部位的牽張負荷。

引用文獻

　1）　岡田洋和：足の腱損傷・障害ならびに腱付着部障害に対する超音波診断装置の有用性. 関節外科, 36：20-29, 2017

　2）　森川潤一, 他：成人の外脛骨障害の病態. 中部日本整形外科災害外科学会雑誌, 41：1607-1608, 1998

　3）　田中博史：外脛骨障害に対する保存療法. 臨床整形外科, 54：185-189, 2019

第4章

病例討論

Case
6

前足區疼痛
從橫弓、動力鏈運動、步態（腳跟內旋）判定為莫頓氏神經瘤

1 病例基本資料

【處方箋】

- **診斷病名**：莫頓氏神經瘤
- **年齡**：約70多歲
- **性別**：女性
- **主治醫師指示**：前足區橫弓明顯下沉。除了物理治療外，建議指導患者貼紮方式與強化肌力運動。

【現在病史】

- 1週前穿了一雙前足區略緊的鞋子出門。之後於行走時開始出現雙腳腳趾疼痛與麻木現象，因症狀逐漸惡化而前來本院就診。醫師診斷為莫頓氏神經瘤，開始進行物理治療。左側腳趾的疼痛與麻木現象相對顯著。

【過去病史】

- 無

【影像資料（圖1）】

- **左腳承重時正面影像**：拇趾外翻角（HVA）：30度，第一‧二蹠骨間角（M1M2角）：17度，第一‧五蹠骨間角（M1M5角）：37度。
- **右腳承重時正面影像**：HVA：24度，M1M2角：12度，M1M5角：35度。
- **橫倉法**：兩側皆有高弓足傾向。

ⓐ 正面影像（左側）

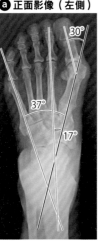

ⓑ 正面影像（右側）

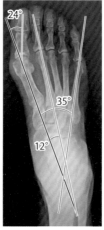

圖1 ● X光影像
正常值）HVA：9度〜15度，M1M2角：10度以下，
　　　　M1M5角：25度以下。

◆ 重點

- 莫頓氏神經瘤通常出現在第三・四蹠骨頭間或第二・三蹠骨頭間，因蹠骨深橫韌帶和腱鞘間的壓力上升而發病，也被稱為蹠底神經的陷套性神經病變。主要症狀為承重時前足區的疼痛與麻木症狀，但安靜時也可能出現腳趾感覺遲鈍現象[1]。
- 多數病例有前足區橫弓下沉現象，必須評估足部承重時的X光正面影像。
  - ▶ HVA角度愈大，拇趾外翻情形愈嚴重。
  - ▶ M1M2角用於評估拇趾列的橫弓。
  - ▶ M1M5角30度以上稱為擴散足，用於評估足部橫弓[2]。

◆ 思考方向

- 多數莫頓氏神經瘤有行走時疼痛與麻木症狀。
  - ▶ 除了前足區，還必須評估中足區・後足區狀態，然後仔細觀察步態，務必釐清疼痛發生原因。

2　檢查與評估（物理治療初診時）

1 疼痛評估

- **行走時疼痛**：在站立末期～擺盪初期，第二・三蹠骨頭間和第三・四蹠骨頭間有疼痛與麻木症狀。
  - ▶ 從足底施加壓迫於同部位的狀態下，右足逆時針扭轉，左足順時針扭轉時容易誘發症狀。以腳趾站立的狀態下，右足順時針扭轉，左足逆時針扭轉時（後腳跟內旋步態），也容易誘發症狀。
  - ▶ 左側的狀態較為明顯。

2 承重姿勢下的骨排列（圖2）

- 雙腳前足區皆呈明顯的擴散足現象。
- leg-heel angle右側3度，左側2度，兩側皆有後足區旋後傾向。

3 肌肉短縮測試

- 兩側腓腸肌（尤其是內側頭）、比目魚肌、腓短肌、脛後肌短縮，左側肌肉短縮現象比較明顯。

4 關節活動範圍（右/左）

- **踝關節背屈（膝關節伸展位置）**：5度/10度
- **踝關節背屈（膝關節屈曲位置）**：10度/5度
- **踝關節外翻**：15度/10度
- **踝關節內收**：10度/5度

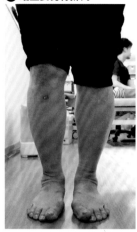
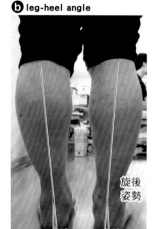

ⓐ 站立姿勢骨排列　ⓑ leg-heel angle

旋後姿勢

2°　3°

圖2 ● 承重姿勢下的骨排列

⑤ 肌力（MMT，右/左）

- 拇趾外展肌：2／1
- 小趾外展肌：2／1
- 屈拇短肌：2／2
- 屈趾短肌：2／2

⑥ 步態觀察

- **足跟著地期：**兩側皆為後足區旋後姿勢。
- **承重反應期～站立中期：**中・前足區過度旋前。
- **站立末期：**小腿前傾不足。足部外展，由第三・四趾間主導推進。
- **站立末期～擺盪初期：**呈後腳跟內旋步態。
  ▶左側有比較明顯的足部外展與後腳跟內旋步態現象。

◆ 重點

- 後足區旋後位置下足跟著地，前足區橫弓過度下沉。
- 為了補足小腿前傾不足問題，向前推進時容易呈現足部外展與後腳跟內旋步態。

◆ 思考方向

- 根據疼痛評估結果，於第二・三蹠骨頭間和第三・四蹠骨頭間施加壓迫和扭轉負荷時容易誘發症狀，由此可知，機械刺激是誘發疼痛的原因。
  ▶在站立期前半段，前足區橫弓過度下沉帶給蹠底神經壓迫負荷，這可能是後足區旋後位置的骨排列和足部內在肌群肌力衰退所導致。
  ▶在站立期後半段，足部外展和後腳跟內旋步態則會帶給蹠底神經扭轉負荷，這可能是踝關節背屈和內收活動範圍不足所導致。

3 實際進行介入治療

◆ **治療方針**

● 針對施加於蹠底神經的壓迫負荷，為了使後足區直立，除了擴大踝關節外翻活動範圍，在貼紮輔助以維持前足區橫弓的狀態下進行足部內在肌群肌力強化運動。

● 針對施加於蹠底神經的扭轉負荷，除了透過踝關節蹠屈肌群的伸展運動以擴大踝關節背屈活動範圍，也透過腓短肌伸展運動以擴大踝關節內收活動範圍。

◆ **治療過程**

● 由於踝關節肌力‧活動範圍不足，以略多4次／週的頻率進行物理治療。

[初次治療]

● 透過維持前足區橫弓的貼紮治療，有效減輕行走時的不適症狀（**圖3**）。

▶ 貼紮方式為以第二蹠骨為起點，讓拇趾列和第四趾列、第五趾列旋後，黏貼成拱形足弓。

▶ 指導患者貼紮方式，讓他們於日常生活中也能自行透過貼紮進行治療。

[第二週]

● 以貼紮治療維持前足區橫弓的狀態下，進行足部內在肌群肌力強化運動。

▶ 在踝關節蹠屈位置且意識MTP關節屈曲的狀態下進行屈拇短肌、屈趾短肌肌力強化運動（**圖4a**）。

▶ 在腳趾伸展位置下進行拇趾外展肌‧小趾外展肌肌力強化運動（**圖4b**）。

▶ 進行肌力強化運動時，10次為1個回合，每塊肌肉各3個回合。

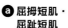

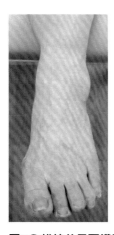 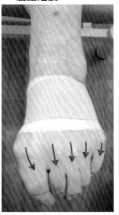 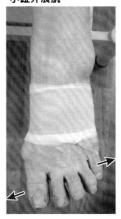

圖3● **維持前足區橫弓的貼紮方式**
從第二蹠骨開始，讓拇趾列和第四‧五趾列旋後，黏貼成拱形足弓。

圖4● **足部內在肌群肌力強化運動**
a）在踝關節蹠屈位置且意識MTP關節屈曲的狀態下操作。
b）意識MTP關節部位的腳趾伸展。

- 進行脛後肌伸展運動，目的是擴大踝關節外翻活動範圍；而進行踝關節蹠屈肌群和腓短肌伸展運動，目的則是擴大懷踝關節背屈和內收活動範圍。
  - ▶ 進行伸展運動時，於施加牽拉刺激後進行MMT 3程度的等長收縮運動，反覆操作至伸展痛減輕。

[第4週]

- 在足部內在肌群肌力方面，左右側屈拇短肌和屈趾短肌的肌力皆改善至MMT 3。
- 關節活動範圍各自擴大至踝關節外翻右側20度，左側20度；踝關節背屈（膝關節伸展位置）右側15度，左側10度；踝關節內收活動範圍右側20度，左側20度。
- 行走時左右腳的疼痛症狀消失，但仍舊殘留麻木現象。
  - ▶ 持續進行踝關節蹠屈肌群的伸展運動，積極擴大踝關節背屈活動範圍。
  - ▶ 持續進行足部內在肌群肌力強化運動。

[第8週]

- 在足部內在肌群肌力方面，左右側屈拇短肌和屈趾短肌肌力改善至MMT 4。左右側拇趾外展肌和小趾外展肌肌力改善至MMT 3。
- 在膝關節伸展位置下，踝關節背屈活動範圍擴大至右側20度，左側15度。
- 觀察行走時步態，跟骨直立位置下能夠足跟著地，也由於站立末期～擺盪前期小腿能夠充分前傾，承重軌跡向內側修正後，足部外展和後腳跟內旋步態情況改善不少。
- 行走時左右腳所有症狀消失，物理治療到此結束。

4 結論

　　針對莫頓氏神經瘤，建議採取貼紮治療以維持前足區橫弓，並且透過強化足部內在肌群肌力幫助蹠底神經減壓，但臨床上仍舊有不少光靠減壓也無法改善症狀的病例。必須同時仔細評估中足區・後足區狀態並觀察行走步態，釐清疼痛發生原因。進行物理治療時，最重要的是致力於讓後足區直立、擴大踝關節背屈活動範圍，並且以內側縱弓與外側縱弓作為緩衝，避免前足區橫弓承受過度負荷。

■ 引用文獻

1）「整形外科運動療法ナビゲーション 下肢 改訂第2版」（整形外科リハビリテーション学会／編），メジカルビュー社，2014

2）「運動器の計測線・計測値ハンドブック」（紺野愼一／編），南江堂，2012

卷末附錄

附
錄

1 檢查與評估（物理治療初診時）

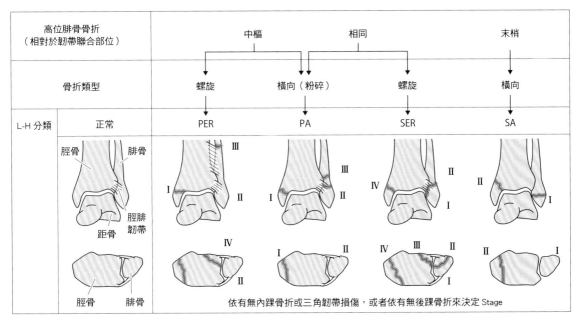

高位腓骨骨折 （相對於韌帶聯合部位）		中樞	相同		末梢
骨折類型		螺旋	橫向（粉碎）	螺旋	橫向
L-H 分類	正常	PER	PA	SER	SA

依有無內踝骨折或三角韌帶損傷，或者依有無後踝骨折來決定 Stage

PER： Ⅰ）內踝橫向骨折或三角韌帶損傷，Ⅱ）脛腓前韌帶 [TK2]・骨間膜損傷、撕裂性骨折，Ⅲ）脛腓韌帶聯合部的高位螺旋骨折或斜向
骨折，Ⅳ）後踝骨折或脛腓後韌帶損傷
PA： Ⅰ）內踝橫向骨折或三角韌帶損傷，Ⅱ）後踝骨折、脛腓前韌帶損傷，Ⅲ）脛腓韌帶聯合部位斜向骨折或粉碎性骨折
SER： Ⅰ）脛腓前韌帶損傷或其附著部撕裂性骨折，Ⅱ）腓骨脛腓韌帶聯合部位螺旋骨折，Ⅲ）後踝骨折，Ⅳ）內踝橫向骨折或三角韌帶損
傷
SA： Ⅰ）外踝橫向骨折或外側副韌帶損傷，Ⅱ）內踝斜向骨折或縱向骨折

基於 Lauge-Hansen N : Fractures of the ankle. II. Combined experimental-surgical and experimental-roentgenologic investigations. Arch
Surg, 60 : 957 - 985 , 1950. Lauge-Hansen N : Fractures of the ankle. III. Genetic roentgenologic diagnosis of fractures of the ankle. Am J
Roentgenol Radium Ther Nucl Med, 71 : 456 - 471, 1954
製作而成。

2 Weber分類（從脛腓韌帶損傷來判定腓骨骨折）

從骨折處高位來推測韌帶損傷

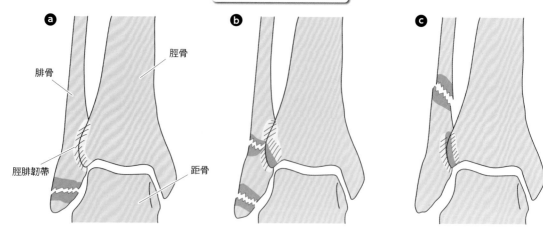

A）距離脛腓韌帶聯合部位較遠的遠端腓骨骨折
B）脛腓韌帶聯合部位的腓骨骨折
C）距離脛腓韌帶聯合部位較近的近端腓骨骨折
引用自Weber BG : Chirurgie der Gegenwart, Bd. 4 a, unfallchirurgie. München: Urban & Schwarzenberg 35 : 81 - 93, 1963。

3 Rüedi分類（遠端脛骨天花板骨折）

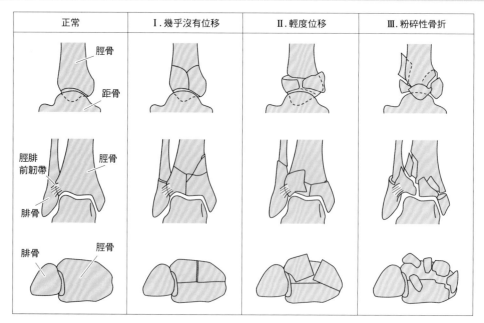

Ⅰ型：幾乎沒有位移
Ⅱ型：輕度位移（沒有位移和粉碎性骨折中間）
Ⅲ型：粉碎性骨折
引用自Rüedi TP & Allgöwer M : The operative treatment of intra-articular fractures of the lower end of the tibia. Clin Orthop Relat Res : 105 - 110, 1979。

4 Veitch 分類（副舟狀骨）

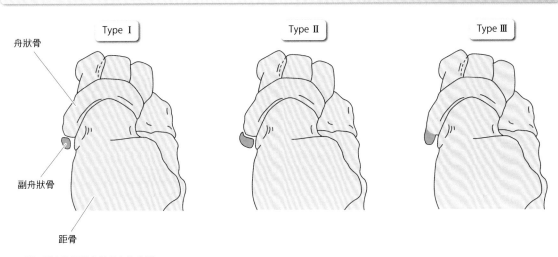

| Type I | Type II | Type III |

舟狀骨

副舟狀骨

距骨

I 型：副舟狀骨與舟狀骨完全分離
II 型：以纖維或纖維軟骨連接舟狀骨
III 型：透過骨性結合連接舟狀骨
引用自 Veitch JM : Evaluation of the Kidner procedure in treatment of symptomatic accessory tarsal scaphoid. Clin Orthop Relat Res : 210-213, 1978。

5 Hardcastle 分類（Lisfranc 氏關節損傷）

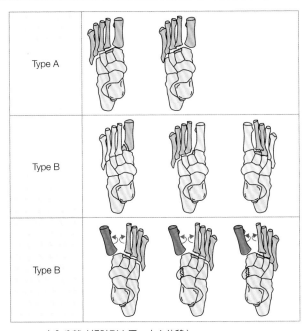

| Type A |
| Type B |
| Type B |

TypeA：完全分離（拇趾列向同一方向位移）
TypeB：部分分離（左邊向內側脫臼，右邊二趾向外側脫臼）
TypeC：完全位移不一致（左邊完全脫臼，右邊二趾部分脫臼）
引用自 Hardcastle PH, et al : Injuries to the tarsometatarsal joint. Incidence, classification and treatment. J Bone Joint Surg Br. 64 : 349-356, 1982。

附
錄

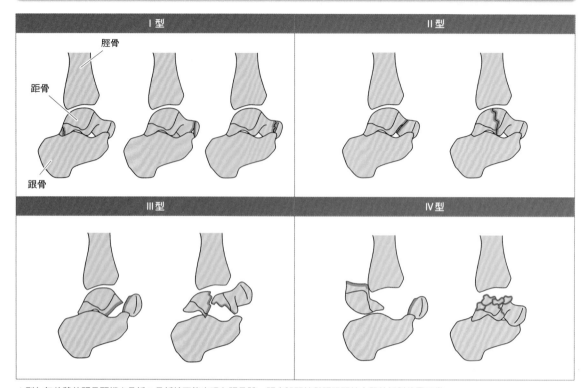

I 型）無位移的距骨頸縱向骨折：骨折線可能出現在距骨體，距小腿關節與距跟關節之間的相對位置正常。

II 型）發生於距跟關節，伴有位移的縱向骨折：距跟關節脫臼或脫位，但距小腿關節仍維持正常的相對位置。

III 型）頸骨體位移，伴有距小腿關節與距跟關節脫臼的骨折：骨折線也可能出現在距骨體。

IV 型）III 型加上距骨頭・距骨頸位移，伴有距舟關節脫臼的骨折：距骨完全位移。

引用自 Hawkins LG : Fractures of the neck of the talus. J Bone Joint Surg Am, 52 : 991-1002, 1970。

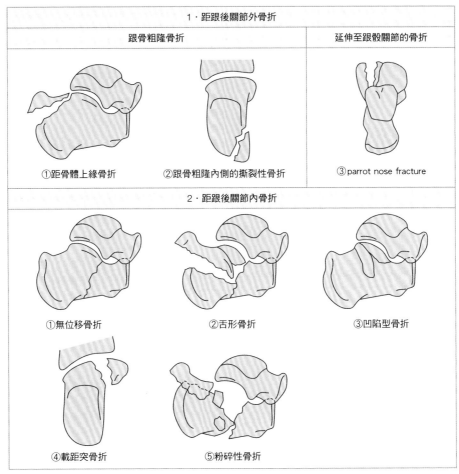

1. 距跟後關節外骨折
A） 跟骨粗隆骨折
　　①跟骨體上緣骨折：鴨嘴形骨折（非阿基里斯腱的撕裂性骨折）
　　②跟骨粗隆內側突的撕裂性骨折（足底筋膜的撕裂性骨折）
B） 延伸至跟骰關節的骨折
　　③Parrot nose fracture
2. 距跟後關節內骨折
　　①無位移骨折（Böhler 角在正常範圍內）
　　②舌形骨折（衍生自距跟後關節的垂直外力，以及造成後方跟骨分離為上下的外力所引起的骨折）
　　③凹陷型骨折（衍生自距跟後關節並施加於後下方的外力導致骨片凹陷）
　　④載距突單純骨折（距骨像是被鐵鎚敲打般所產生的骨折）
　　⑤粉碎性骨折（舌形骨折和凹陷型骨折嚴重惡化，伴有距跟關節脫臼）

Essex-lopresti P : The mechanism, reduction technique, and results in fractures of the os calcis. Br」Surg, 395 - 419, 1952。

索引

12～15畫

Profile

◆ 執筆

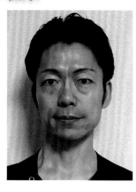

赤羽根良和

所屬：SATOU 骨科

経　：1999 年　平成醫療專門學院物理治療學科畢業
　　　　1999 年　吉田骨科醫院
　　　　2009 年　SATOU 骨科

證照：專業物理治療師（運動器官）

論文：物理治療刊物、物理治療法、物理治療學等

著作：《肩関節拘縮の評価と運動療法 基礎編》運動と医学の出版社，2013
《腰椎の機能障害と運動療法》運動と医学の出版社，2017
《機能解剖学的にみた膝関節疾患に対する理学療法》運動と医学の出版社，2018
《肩關節攣縮的評估與運動治療》楓葉社（2020），
《肩關節攣縮的評估與運動治療 臨床篇》楓葉社（2020），
《五十肩的診斷與物理治療》楓葉社（2021）

「足部・足関節痛のリハビリテーション」赤羽根 良和 / 著

Copyright © 2020 by YODOSHA, CO., LTD.

All rights reserved.

Original Japanese edition published in 2020 by YODOSHA, CO., LTD.

足部、踝關節痛的物理治療大全

出　　　版／楓葉社文化事業有限公司
地　　　址／新北市板橋區信義路163巷3號10樓
郵 政 劃 撥／19907596　楓書坊文化出版社
網　　　址／www.maplebook.com.tw
電　　　話／02-2957-6096
傳　　　真／02-2957-6435
作　　　者／赤羽根良和
翻　　　譯／龔亭芬
責 任 編 輯／陳鴻銘
內 文 排 版／謝政龍
港 澳 經 銷／泛華發行代理有限公司
定　　　價／900元
出 版 日 期／2023年9月

國家圖書館出版品預行編目資料

足部、踝關節痛的物理治療大全 / 赤羽
根良和作；龔亭芬譯. -- 初版. -- 新北市
：楓葉社文化事業有限公司, 2023.09
面；　公分

ISBN 978-986-370-585-7（平裝）

1. 腳 2. 關節 3. 物理治療

416.619　　　　　　　　112012245